靶向调控肿瘤细胞周期和细胞凋亡小分子抑制剂的作用机制与应用

杨东林　黄玖红　著

U0350567

化学工业出版社

·北京·

内容简介

靶向调控肿瘤细胞周期和细胞凋亡的小分子抑制剂在肿瘤治疗中的作用机制及其应用是癌症研究的热点和难点。本书结合分子生物学基础知识和实验数据，详细阐述了不同小分子抑制剂通过干扰细胞周期和凋亡信号通路发挥抗癌作用的分子机制。全书分为 7 部分，分别从理论基础、具体案例和应用前景等方面全面阐述了小分子抑制剂在不同类型癌症中的应用。全书通过系统的理论分析、丰富的实验数据和详细的图示，全面展示了小分子抑制剂在癌症治疗中的多种应用和潜力。这些研究不仅为开发新型抗癌药物提供了科学依据，也为临床癌症治疗开辟了新的路径。本书可作为科研人员、药物开发者和临床医生的参考书。

图书在版编目（CIP）数据

靶向调控肿瘤细胞周期和细胞凋亡小分子抑制剂的作用机制与应用 / 杨东林，黄玖红著. -- 北京：化学工业出版社，2025. 1. -- ISBN 978-7-122-46630-3

Ⅰ．R979.1

中国国家版本馆 CIP 数据核字第 2024U1C770 号

责任编辑：王　芳　窦　臻　　　　装帧设计：王晓宇
责任校对：宋　夏

出版发行：化学工业出版社
　　　　　（北京市东城区青年湖南街 13 号　邮政编码 100011）
印　　装：北京天宇星印刷厂
787mm×1092mm　1/16　印张 7¼　彩插 1　字数 163 千字
2025 年 1 月北京第 1 版第 1 次印刷

购书咨询：010-64518888　　　　售后服务：010-64518899
网　　址：http://www.cip.com.cn
凡购买本书，如有缺损质量问题，本社销售中心负责调换。

定　　价：59.00 元

肿瘤的发生和发展是一个复杂且多因素的过程，涉及细胞周期、细胞凋亡、细胞自噬以及多种信号通路的异常调控。近年来，随着分子生物学和药物化学的迅速发展，靶向肿瘤细胞特定分子靶点的小分子抑制剂逐渐成为抗癌研究的热点。这些小分子抑制剂通过精准调控肿瘤细胞的关键蛋白，阻断癌细胞的增殖和生存路径，从而展示出强大的抗肿瘤活性。

本书旨在系统探讨几种具有代表性的小分子抑制剂在不同类型肿瘤中的作用机制与应用。通过深入研究这些抑制剂的分子机制，我们可以更好地探索它们在肿瘤治疗中的潜力，并为新型抗癌药物的开发提供理论依据和实验基础。希望本书的研究成果，能为肿瘤治疗领域带来新的突破，最终造福广大患者。

本书包括 7 部分研究内容：①阐述靶向调控肿瘤细胞周期和细胞凋亡信号通路及其小分子抑制剂的概况。②主要介绍靶向微管蛋白小分子抑制剂 DHPITO 抑制结直肠癌细胞增殖的分子机制。③探讨了靶向抗凋亡蛋白 Bcl-2 小分子抑制剂化合物 6d 在调控自噬中的作用及其对结直肠癌细胞增殖的抑制机制。④介绍了新型靶向自噬流小分子抑制剂化合物 7h 在抑制三阴性乳腺癌细胞增殖中的分子机制。⑤关注小白菊内酯衍生物 DMAPT-D6 在抑制神经胶质瘤细胞增殖中的分子机制。⑥详细阐述了小分子抑制剂去甲泽拉木醛（demethylzeylasteral，T-96）通过诱导 ROS 产生和阻碍自噬流激活外部凋亡信号通路而抑制前列腺癌细胞增殖的分子机制。⑦研究了小分子抑制剂化合物 275# 通过诱导细胞内 ROS 积累而激活线粒体介导的内部凋亡信号通路和自噬的作用机制。

本书得到了重庆文理学院学术专著出版项目的资助，在此深表感谢。

由于著者学识水平有限，书中难免有不足之处，敬请广大读者批评指正。

杨东林

2024 年 6 月

目录

1
绪论

1.1
概述

　　肿瘤是细胞无节制生长增殖形成的集结块。如果该肿块不致病则为良性肿瘤；反之为恶性肿瘤，即癌症。引发癌症的原因涉及原癌基因激活、抑癌基因失活、凋亡调节基因和DNA 修复基因的异常。这一系列变化最终改变了正常的细胞增殖、分化、凋亡和细胞周期，从而使细胞表现为失控性地生长、逃避凋亡、浸润和转移等异常现象。恶性肿瘤已成为威胁人类健康和生命最严重的疾病之一，其发病率也逐年上升。全世界每天约有 2 万人死于癌症。征服癌症已经成为人类最迫切的期待。目前，治疗癌症的主要方案是手术结合放化疗。但是大多数患者确诊时已处于晚期，丧失了最佳手术时期，放化疗药物虽然能够在一定程度上抑制肿瘤继续恶化，但其对正常细胞产生很大毒性，并且用药一段时间产生严重耐药性，复发率较高，大大限制了治疗功效。靶向治疗由于可通过小分子化合物靶向作用于肿瘤细胞中的特定基因，精准作用于癌细胞，抑制癌细胞增殖，减少对机体正常细胞的损伤，从而为癌症治疗提供新思路。基于靶向治疗的优点，将参与肿瘤细胞分裂、细胞周期、细胞凋亡等重要细胞活动的细胞通路中的关键蛋白作为靶点，寻找可能会与这些靶点特异结合、抑制其功能的特异性药物，并且明确其抑制肿瘤的分子作用机制，进而达到治疗肿瘤的目的。

1.2
细胞周期阻滞和细胞凋亡激活在肿瘤治疗中的作用

1.2.1　细胞周期阻滞在肿瘤治疗中的作用

　　细胞是生命体的基本单位，具有自我复制能力。细胞周期调控机制是维持细胞正常生长的重要基础。细胞周期分为 G_1 期（DNA 合成前期）、S 期（DNA 合成期）、G_2 期（DNA合成后期）和 M 期四个阶段。在这个过程中，细胞需要不断进行 DNA 复制，且受到多种因素调控，一旦出现失调，就有可能引起肿瘤等病变。细胞周期蛋白（cyclin）和细胞周期蛋白依赖性激酶（cyclin-dependent kinases，CDK）是调控细胞周期的两类关键因子，在细胞周期不同阶段发挥重要作用。细胞周期调控机制是由复杂的信号转导网络介导。目前，从芽殖酵母、裂殖酵母和各种动物分离出的 cyclin 有 30 余种，不同 cyclin 在细胞周期的不同阶段发挥着不同的调节作用，其种类和含量在整个细胞周期中也呈现出有规律的周期性变化。虽然它们功能不尽相同，但都有一段保守的氨基酸序列，称为周期蛋白框，用以结合不同的 CDK。近年研究表明，cyclin 在许多肿瘤中的过表达、定位改变等表现出癌基因的特性，与肿瘤发生发展、诊断、治疗和预后的关系密不可分。在细胞周期中，细胞周期蛋白时相性地合成和降解，调节其依赖的蛋白激酶活性，从而控制细胞周期进程。细胞周期依赖性激酶是一类丝氨酸/苏氨酸蛋白激酶，其发挥作用需 cyclin 提供酶活性所必需的结构域，形成 CDK-cyclin 复合体。当细胞从静息期（G_0）进入细胞周期时，CDK4 和 CDK6 与 cyclin D 形成活性复合体，视网膜母细胞瘤蛋白 1 （retinoblastoma protein 1，Rb1）初步磷酸化；在 G_1 期晚期时，形成 CDK2-cyclin E 异二聚体，通过磷酸化 Rb1 其他位点加强其磷酸化水平，启动 S 期相关基因表达（G_1/S 期调控点是癌症发生过程的一个关键限制点）；细胞跨越该限制点后，cyclin A-CDK2、cyclin A-CDK1 和 cyclin B-CDK1 复合物持续维持 Rb1 的高磷酸化水平，促进细胞周期进程。CDK 抑制因子缺失、cyclin 或 CDK 过表达，导致细胞周期紊乱及增殖失控，这是导致恶性肿瘤发生的重要原因。因此，抑制 CDK 活性被认为是肿瘤治疗的一种重要思路。

1.2.2　细胞凋亡激活在肿瘤治疗中的作用

细胞凋亡是一种程序性死亡方式，能够有序、有效清除 DNA 损伤之后或发育期间受损的细胞，主要包括死亡受体通路（外源性途径）、线粒体通路（内源性途径）和内质网通路这三条途径。死亡受体通路凋亡信号是由死亡受体与配体在细胞表面结合而介导，将死亡信号传入细胞内。受体和配体的结合引起死亡受体构象变化，所形成的复合体迅速激活凋亡蛋白酶半胱天冬酶（caspases），随后诱发细胞迅速发生凋亡。在发生细胞凋亡的细胞中，线粒体的形态和生化过程改变较大，故线粒体通路是最经典的凋亡途径。Bcl-2 （B-cell lymphoma-2）蛋白家族在细胞的生存和死亡中发挥重要作用。Bcl-2 是一种原癌基因。Tsujimoto 等人第一次从非霍奇金淋巴瘤中克隆出人 Bcl-2 基因。Bcl-2 家族蛋白都含有至少一个 Bcl-2 同源（Bcl-2 homology，BH）结构域。根据结构和功能的不同，Bcl-2 家族蛋白分为三个亚家族：（1）抗凋亡蛋白（anti-apoptotic proteins）家族，包括 Bcl-2、Bcl-xL （B-cell lymphoma extra-large protein）、Bcl-w 和 MCL-1 （myeloid cell leukemia cell differentiation protein-1）等蛋白，大部分含有 BH1、BH2、BH3 和 BH4 四个结构域；（2）促凋亡蛋白（pro-apoptotic proteins）家族，包括 Bax （Bcl-2-associated X protein）、Bak （Bcl-2 associated K protein）、Bok （Bcl-2-related ovarian killer）等，一般具有 BH1、BH2、BH3 三个结构域，能促进细胞凋亡；（3）BH3-domain only 亚家族，含有 Bid （BH3 interacting domain death agonist）、Bim （Bcl-2 interacting mediator of cell death）、Bik （Bcl-2 interacting killer）、Bad （Bcl-xL/Bcl-2 associateddeath promoter）、Puma （p53 upregulated modulator of apoptosis）、Noxa （phorbol-12-myristate-13-acetate-induced protein）等，只具有 BH3 结构域，所以称为只含有 BH3 结构域的蛋白，能与抗凋亡蛋白如 Bcl-2 等结合，促进凋亡。当细胞处于正常状态时，抗凋亡 Bcl-2 家族成员与凋亡执行蛋白相结合，保护线粒体不被损伤；当细胞受到凋亡信号刺激时，促凋亡蛋白首先被激活，竞争性结合抗凋亡蛋白，从而使凋亡执行蛋白脱离抗凋亡蛋白的束缚，游离并在线粒体外膜寡聚化，使线粒体膜通透性增加，最后细胞色素 c 释放到细胞质中，与胞质中 Apaf-1（apoptotic protease activating factor-1）结合形成多聚复合物，进而募集细胞质中的半胱天冬酶 9 酶原前体发生自我剪切而活化，激活半胱天冬酶 3 下游的凋亡执行者，最终导致凋亡发生。癌症中细胞逃避凋亡是其重要标志之一。凋亡调节的缺失或紊乱导致促凋亡蛋白 Bcl-2 家族成员过表达或促凋亡蛋白表达量下降。过表达的 Bcl-2 抗凋亡蛋白能结合促凋亡蛋白，抑制其生理功能，抑制促凋亡蛋白 Bax/Bak 从与 Bcl-2 形成的复合体中释放出来，不能寡聚化使线粒体外膜形成通透性，阻滞细胞凋亡进程，促进恶性肿瘤发生和发展，并使肿瘤细胞对抗癌药物产生耐药。因此，Bcl-2 家族成员及其调节因子是研发抗肿瘤药物的明星靶点。

1.3
靶向细胞周期相关蛋白药物研究进展

1.3.1　WEE1 和 PKMYT1 抑制剂

WEE1 和 PKMYT1 是两种蛋白激酶，通过抑制磷酸化调节 CDK 复合物的活性。WEE1 在 G_1/S 和 G_2/M 转换时期均抑制 CDK2 的活性，而 PKMYT1 仅在 G_2/M 检验点有活性。两者在癌症中很少发生突变，在复制应激（replication stress，RS）水平较高的肿瘤中，它们作为癌基因保护细胞免受过度的 DNA 损伤，并且二者在许多血液和实体肿瘤中都过表达。目前，研究最多的 WEE1 抑制剂（WEE1 inhibitors，WEE1i）AZD1775［adavosertib（阿达色替）］作为抗癌药物用于包括儿童病人在内的不同类型实体肿瘤。最新的Ⅰ期或Ⅱ期临床试验正在研究 WEE1i 用于治疗胰腺、胃、头颈部、乳腺、卵巢和其他部位肿瘤中的作用。WEE1i 用于治疗癌症的多种疗法通常包括与其他诱导 RS 药物的组合，如与卡铂、吉西他滨和多聚 ADP-核糖聚合酶［poly(ADP-ribose) polymerase，PARP］抑制剂奥拉帕尼的联合用药。在肿瘤细胞中，WEE1 被阿达色替抑制后，通过激活 CDK2 加速细胞周期进程，进而导致 RS、DNA 畸变和细胞死亡。Lindemann 等研究表明，WEE1 抑制引起的 DNA 畸变和 RS 可能对 DNA 修复障碍条件下的癌症治疗有重要作用。

研究报道，PKMYT1 在许多 RS 肿瘤中过表达，PKMYT1 抑制剂（PKMYT1 inhibitors，PKMYT1i）在临床前体外和体内模型中都有效。抑制 PKMYT1 在 MYCN 基因扩增的神经母细胞瘤中有效，但在其未扩增的神经母细胞瘤中无效。PKMYT1 活性减弱能够有效地消除 CCNE1 基因扩增的卵巢癌细胞，但不能通过阻止 DNA 合成和增加有丝分裂前期细胞的比率来消除 CCNE1 没有扩增的细胞系。值得注意的是，PKMYT1 在 CCNE 扩增的卵巢癌中过表达，目前 PKMYT1i RP-6306 正在进行临床试验研究。

此外，相对于正常组织或 RS 水平较低的癌症，PKMYT1 和 WEE1 抑制剂在 RS 水平较高的癌症治疗中起协同作用，如胶质瘤和间质转化型高级别浆液性卵巢癌（high-grade serous ovarian cancer，HGSOC）。由于 WEE1i 单独疗法毒性较大，研究者认为 PKMYT1

和 WEE1 抑制剂联合用药治疗选择性更强。基于 PKMYT1 在检查点恢复期间对 G_2/M 转换更重要，其抑制剂可能对许多针对 RS 的联合治疗很有效。

1.3.2 CDK 抑制剂

CDKs 与 cyclins 形成的复合体调节细胞中很多重要的生物学过程。熟知的 CDK1～6 群体主要控制细胞周期各阶段的转变，而其他 CDKs，如 CDK7、CDK8/19、CDK9 和 CDK12/13 主要参与转录过程，这两组 CDKs 都与 RS 和 DNA 损伤应答（DNA damage response，DDR）有关。随着 CDKs 抑制剂被监管机构批准或进入临床试验，更多的研究关注其对 RS 增加肿瘤的影响。目前，已有诸如 BLU-222、INX-315、PF-07104091、ARTS-021 和 INCB123667 等针对 CDK2 抑制剂进入含有 RS 肿瘤的临床试验研究。

CDK4/6 抑制剂（CDK4/6i）帕博西尼（Palbociclib）、瑞博西尼（Ribociclib）和阿贝西利（Abemaciclib）被认为是治疗不依赖 p53 水平乳腺癌的有效药物。帕博西尼诱导的长期 G_1 期阻滞引发 RS，是 TP53 野生型（wild type，WT）细胞转变为衰老状态导致细胞增殖显著下降的原因；而在 p53 缺失的情况下，引起细胞发生有丝分裂灾难，最终导致 DNA 损伤。这种细胞命运的差异取决于 p21 的水平，其是细胞进入衰老状态的主要蛋白之一。因此，在 WT 细胞中，p53 诱导 p21 水平升高，而在 TP53 KO（knockout）细胞中 p21 蛋白水平没有被上调。帕博西尼对 TP53 WT 尤其是 TP53 KO 的影响依赖于 ATR 激酶，CDK4/6i 处理 7 天后抑制 ATR 促使碎裂细胞核数量增加，这是染色体分离错误所致。以上数据表明长时间的 CDK4/6 抑制导致细胞复制周期缩短，过早进入有丝分裂，使细胞数量增加。

1.4
靶向抗凋亡蛋白药物研究进展

目前，大量的 Bcl-2 家族蛋白小分子抑制剂处于不同开发阶段，其作为靶点的抗肿瘤药物作用机制主要有以下几类：（1）模拟 BH3-only 蛋白的小分子抑制剂（BH3 模拟物），竞争性地与抗凋亡蛋白结合，释放出被抑制的促凋亡蛋白；（2）直接激活 Bax/Bak 凋亡执行蛋白；（3）利用反义寡聚核苷酸降低抗凋亡蛋白的表达；（4）通过作用于蛋白酶体系统，促进抗凋亡蛋白降解或稳定促凋亡蛋白。通过 BH3 模拟物直接干扰抗凋亡蛋白与促凋亡蛋白之间的结合，诱导肿瘤细胞凋亡，是近来药物化学的研究重点和热点之一。目前报道了多种基于 Bcl-2、Bcl-xL 和 Mcl-1 蛋白靶标设计的小分子抑制剂，并且一部分已进入临床研究阶段。

1.4.1　模拟 BH3-only 蛋白的小分子抑制剂

在过去的几十年中，为了探究 Bcl-2 家族成员相互作用网络在参与细胞凋亡中的功能，研究者们作出了不同的努力。对 Bcl-2 家族成员之间相互作用的认识是基于创新药物化学和基于结构药物设计的药物发现方法的基础，其目的是产生抗凋亡 Bcl-2 家族蛋白的小分子抑制剂。这类抑制剂模拟 BH3-only 蛋白竞争性结合抗凋亡 Bcl-2 家族蛋白，进而杀死癌细胞。BH3 模拟物类抑制剂主要特征之一是对不同抗凋亡 Bcl-2 蛋白具有低特异性和高亲和力。研究报道目前已有 10 个 BH3 类似物 AT-101、ABT-263、APG-1252、AZD0466、ABT199、S55746、AMG-176、AZD5991 和 S64315/MIK665 进入临床研究，而只有针对 Bcl-2 的小分子抑制剂维奈妥拉（Venetoclax）目前被 FDA（Food and Drug Administration）批准。

1.4.2　直接激活 Bax/Bak 凋亡执行蛋白

一些基于蛋白质结构研究有助于了解促凋亡蛋白调节和激活的决定因素，这些发现已被用于设计特异性靶向和激活 Bax、Bak 和 Bim 促凋亡功能的多肽，以促进细胞死亡。使用碳氢化合物连接的 Bim BH3 肽（Bim SAHBA）被证明可以克服 B 细胞淋巴瘤细胞系中的 Bcl-2 和 Mcl-1 导致的抗凋亡过程。在另一项研究中，研究者将 Bim 的 BH3 α-螺旋结构域包裹在亲水脂纳米结构中，以促进细胞摄取，结果发现亲水脂纳米结构能够特异结合抗凋亡蛋白 Bcl-2，并诱导小鼠胚胎成纤维细胞死亡。Bak 与 BH3 多肽形成的复合物自由能结合研究已被用于寻找负责抑制 Bak 激活的主要残基，该发现将有助于设计新型 BH3 小分子模拟物，能够促进由 Bak 介导的线粒体孔形成。虽然 Bcl-2 是公认的抗凋亡蛋白，但在某些情况下，Bcl-2 与孤儿核激素受体 Nur77（nuclear receptor 77）和 Nor-1（neuron-derived orphan receptor 1）结合，将 Bcl-2 转化为促凋亡分子。NuBCP-9 是 Nur77 的衍生肽，能够诱导 Bcl-2 构象变化，使其暴露 BH3 结构域，最终在体内外抑制肿瘤生长。

1.4.3　利用反义寡聚核苷酸降低抗凋亡蛋白的表达

为了抑制抗凋亡 Bcl-2 家族蛋白的功能，另一种策略是设计针对目的蛋白 mRNA 的反义寡核苷酸。有研究者利用临床前模型在体外和体内测试了 Bcl-2/Bcl-xL 双靶反义寡核苷酸和特异性针对 Bcl-xL 反义寡核苷酸的促凋亡作用。针对 Bcl-2 的特异性反义寡核苷酸药物 Oblimersen（genasense，G3139）是第一个进入临床研究的化合物，Oblimersen 作为单药治疗失败后，在多个晚期实体恶性肿瘤患者的 I～III 期临床试验中评估了其联合其他药物的疗效，但均被停药。

1.4.4 蛋白酶体抑制剂促进抗凋亡蛋白降解或稳定促凋亡蛋白

无折叠蛋白应答（unfolded protein response，UPR）的激活使 BH3-only 蛋白 Noxa 的上游转录因子 ATF4 和 ATF3 迅速增加，进而形成具有转录活性的二聚体，与 Noxa 启动子中的环化重组酶（cyclization recombinase，CRE）位点结合并增加其表达。重要的是，诸如活性氧、胞浆钙增加和蛋白酶体抑制剂等许多不同的细胞应激都可以激活 UPR。研究发现蛋白酶体抑制剂 Bortezomib 对 Noxa 的诱导作用不仅仅稳定其蛋白，而且还能进行转录上调，这将有助于药物对肿瘤的选择性活性。另有研究报道，Venetoclax 与 Bortezomib 联合用药治疗多发性骨髓瘤（multiple myeloma，MM），Bortezomib 可提高 BH3-only 蛋白 Noxa 的稳定性，间接抑制了 Mcl-1 的活性，从而增强了 Venetoclax 的治疗效果。目前，Venetoclax-Bortezomib-Dexamethasone 的联合用药正处于临床 I 期评价阶段，初步结果显示，该组合疗法有较高的应答率，并且安全性较高。

1.5
靶向细胞周期和细胞凋亡相关蛋白药物在癌症治疗中的应用现状

由于 CDK4/6 具有促进细胞周期运行，促进 DNA 合成、修复以及抑制细胞凋亡等一系列重要的生理功能，抑制 CDK4/6 通路已经发展为肿瘤的治疗策略之一。目前，临床上已经有三种 CDK4/6 抑制剂药物：帕博西尼、瑞博西尼和阿贝西利。该类药物目前主要应用于治疗激素受体阳性 [hormone-receptor-positive，HR（＋）] /人表皮生长因子受体阴性 [human epidermal growth factor receptor-negative，HER（－）] 乳腺癌。但是，使用 CDK4/6 抑制剂有时会出现耐药性或治疗不敏感的情况，引起这些情况的因素主要是 CDK2 功能的提高、RB 缺失、调控 CDK4/6 的信号通路异常等因素引起。除乳腺癌外，其他多种肿瘤组织中 CDK4/6 基因表达水平也显著增高，如肾上腺皮质癌、急性髓系白血病、胸腺癌等，暗示 CDK4/6 抑制剂可能在这些肿瘤的治疗中具有良好疗效。目前，已证实 CDK4/6 抑制剂在前列腺癌、肾细胞癌、卵巢癌、肝癌、骨髓瘤、淋巴瘤、急性髓系白血病、结肠癌、黑色素瘤、脂肪肉瘤、食管腺癌、神经胶质瘤、非小细胞肺癌（non-small-cell lung cancer，NSCLC）、胰腺癌等肿瘤临床前模型中具有抑制肿瘤生长、逆转耐药的作用。

维奈妥拉是世界上第一个特异性针对 Bcl-2 蛋白的新型口服靶向药，该药于 2016 年 4 月首次经 FDA 获批上市，可用于白血病及淋巴瘤等相关疾病。此外，另有 30 多种靶向 Bcl-2 的药物处于临床试验阶段。维奈妥拉还适用于慢性淋巴细胞白血病/小淋巴细胞淋巴瘤（SLL）的联合利妥昔单抗二线治疗，以及对于急性粒细胞白血病患者中不适合标准诱导治疗的情况，可进行联合阿扎胞苷/地西他滨/阿糖胞苷的一线治疗。在 2020 年 3 月，欧盟批准了维奈妥拉与奥妥珠单抗（Obinutuzumab）的联合应用，用于治疗既往未经治疗的慢性淋巴细胞白血病成人患者。这一批准进一步拓展了维奈妥拉在不同血液疾病治疗领域的应用范围，为患者提供了更多治疗选择。

1.6
自噬在癌症发生发展中的作用

自噬是一种进化上保守的分解代谢途径，通过选择性降解胞内蛋白聚集体（aggregates）和受损的细胞器，维持细胞内的"质量控制"。巨自噬是自噬的经典途径，这一进程的核心机制是：通过形成一个双层膜包裹的囊泡——自噬体，将错误折叠蛋白质包裹起来，随后与溶酶体融合；形成的自噬-溶酶体降解其中包裹的聚集物，为细胞提供氨基酸、脂肪酸和糖类，使细胞适应不利条件而存活。细胞自噬的发生发展主要由以下 3 个过程组成：（1）首先是双层膜结构的分离膜形成，通过不断包裹堆积的蛋白或受损的细胞器，形成自噬体；（2）在酸性环境条件下，自噬体与溶酶体融合形成自噬-溶酶体；（3）自噬-溶酶体的内容物被溶酶体内的消化酶降解为可再循环利用的小分子氨基酸、脂肪酸、单糖等。

细胞自噬过程由一系列信号通路高度调控，当自噬发生时，LC3（microtubule associated protein 1 light chain 3）作为关键蛋白，是自噬发生的标志物，其作用是最终促进自噬体膜的延伸。LC3 最初以前体的形式被合成，之后被 Atg4（autophagy related gene 4）识别并发生剪切，从而暴露出甘氨酸残基而形成 LC3-I。当 LC3-I 形成以后，分布于细胞质中被 Atg7 活化，活化后的 LC3-I 被继续传递给 Atg3，在 Atg12-Atg5-Atg16 复合体作用下连接磷脂酰乙醇胺（phosphatidylethanolamine，PE）分子，形成具有膜结合能力的 LC3-Ⅱ。脂质化的 LC3 插入到自噬体膜上，通过与自噬受体蛋白 p62/SQSTM 的 LC3 作用序列（LC3-interacting region，LIR）相互作用形成复合体，同时，p62 利用其 C 端泛素结合结构域（ubiquitin-associated domain，UBA）和泛素化蛋白底物结合，进而被包裹进入自噬体。进入自噬体的底物在溶酶体相关膜蛋白（lysosome-associated membrane proteins，LAMP1/2）的帮助下，与溶酶体发生融合，并在溶酶体内发生降解，形成完整的自噬流。

尽管肿瘤的发病机制还没有被完全阐明，但是在对肿瘤发病机制的研究中发现肿瘤的发生发展过程中伴随着自噬的存在，通过促进肿瘤细胞存活，从而获得治疗耐药性。研究发现，自噬抑制剂氯喹（Chloroquine，CQ）或羟氯喹（Hydroxychloroquine，HCQ）是临床上最常用的抑制自噬的方法之一。具体的作用机理是：促进溶酶体脱酸，同时能够有效阻断自噬体、溶酶体两者之间的融合，最终阻止了自噬过程的降解，提高癌细胞对肿瘤放化疗药物的敏感性。利用 CQ 或 HCQ 阻断自噬流能够克服黑色素瘤患者和脑癌患者对维莫非尼（已报道的 BRAF 激酶药物）的耐药性。同样，CQ 或 HCQ 能够明显提高胰腺癌细胞、膀胱癌细胞、甲状腺癌细胞和非小细胞肺癌细胞对临床前研究的酪氨酸激酶小分子抑制剂的敏感性。此外，自噬阻断还能够提高卵巢癌、食管癌和骨肉瘤患者对放疗及化疗药物紫杉醇、顺铂以及蛋白酶体抑制剂硼替佐米的敏感性。在雌激素受体阳性乳腺癌中，自噬的抑制能够提高他莫昔芬对肿瘤细胞的杀伤作用。同样，在前列腺癌中，自噬抑制克服了前列腺癌细胞对恩杂鲁胺的耐药性。用伊马替尼处理胃肠道间质瘤细胞也可诱导自噬，当利用溶酶体药物氯喹抑制自噬后，促使肿瘤细胞凋亡。

自噬是多种癌症患者对抗癌药物产生耐药性的主要因素之一，自噬流阻断可作为克服肿瘤患者多药物耐药性的一个有效策略。本实验室前期利用药物化学方法获得 1 个抑制自噬流的小分子抑制剂。该抑制剂通过抑制自噬流而导致 p62 积累，进而抑制 DNA 损伤不能被修复，促使细胞周期阻滞和细胞凋亡，抑制三阴性乳腺癌生长和增殖。该抑制剂的发现和其抑癌机理的解析将为三阴性乳腺癌的治疗提供新策略。美国临床试验注册库中临床试验显示，目前 HCQ 与临床上多种靶向药物、放疗及化疗药物联用已应用于多种肿瘤病人，进一步证明了该策略的可行性。因此，寻找参与自噬信号通路中自噬体和溶酶体融合的关键蛋白，并将其作为抑制自噬的作用靶点，获得既具有抗肿瘤活性、又能够阻断自噬流的小分子抑制剂，可能是克服癌症耐药性和治疗癌症的一个行之有效的途径。

P. Dangi 研究发现吲哚啉类螺环（spiroindoline）化合物能够通过调控细胞内 Na^+/Ca^{2+} 水平而诱导自噬。Brindisi 等人近来针对（组蛋白去乙酰化酶-6）（HDAC6）合成了一系列吲哚啉类螺环化合物。计算机辅助模拟研究发现吲哚啉类螺环化合物能够与 HDAC6 结合，并抑制 HDAC6 对底物组蛋白 H3（histone 3）和 α 微管蛋白（tubulin）的去乙酰化，推断吲哚啉类螺环化合物可能是靶向 HDAC6 的小分子抑制剂。本研究团队前期利用药物化学手段合成了 17 个吲哚啉类螺环化合物，我们发现化合物 6d 能够有效抑制神经胶质瘤细胞 U87、胰腺癌细胞 PANC-1、前列腺癌细胞 PC3、肝癌细胞 Hep3B 和乳腺癌细胞 MCF7，说明化合物 6d 是一个广谱性的小分子抑制剂。随后，我们检测了化合物 6d 对结直肠癌细胞的抑制活性，结果发现该抑制剂抑制结直肠癌细胞 HCT116 和 SW480 细胞的半抑制浓度（half maximal inhibitory concentration，IC_{50}）分别为 0.29 $\mu mol/L$ 和 0.17 $\mu mol/L$，而对人正常结直肠黏膜细胞 FHC 几乎无细胞毒性（图 1-1）。

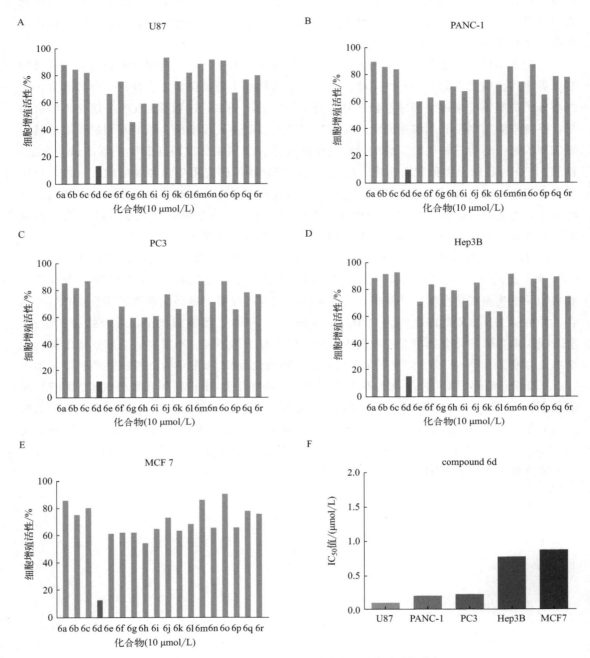

图 1-1　小分子化合物 6d 在不同肿瘤细胞中的活性分析

靶向微管蛋白小分子抑制剂 DHPITO 抑制结直肠癌增殖的分子机制

2.1
概述

结直肠癌（colorectal cancer，CRC）是全球范围内最常见的恶性肿瘤之一，具有较高的发病率和死亡率。据估计，CRC 病例数量每年都在增加，随着经济发展和生活方式的改变，CRC 对人类生命和健康构成严重威胁。尽管过去几十年中治疗 CRC 的疗法已经有了很大改进，但晚期 CRC 患者的预后仍然很差。通过靶向肿瘤细胞微管阻断有丝分裂进程是一种行之有效的策略，有丝分裂抑制剂广泛用于各种类型肿瘤的联合治疗。因此，迫切需要开发新的微管抑制剂，以便为 CRC 和其他类型肿瘤患者提供更有效的治疗方案。

微管由 α 和 β 微管蛋白异二聚体组成，这些异二聚体装配成线性原纤维，其组装涉及微管蛋白之间的横向和纵向相互作用。众所周知，微管在细胞骨架中发挥着关键作用，并且与多种细胞过程相关，包括细胞器和囊泡运输、细胞信号传导、蛋白质运输、细胞运动以及有丝分裂。在有丝分裂期间，微管形成高度复杂动态的纺锤体，参与将染色体分离到两个子细胞的过程中。微管动力学干扰可能导致细胞周期停滞在 G_2/M 期并形成异常的有丝分裂纺锤体，最终引发凋亡。基于微管在细胞运动和有丝分裂中的重要功能，将其作为抗癌药物开发的潜在靶点很具有吸引力。

根据作用机制，微管靶向药物基本上分为两类：微管解聚剂和微管聚合剂。众所周知，微管靶向药物通过误导增殖癌细胞中有丝分裂纺锤体的形成，导致有丝分裂停滞或诱导细胞凋亡，用于治疗癌症。微管去稳定剂，如长春花碱和秋水仙碱，影响纺锤体的形成并抑制微管的聚合；而微管稳定剂，如紫杉醇和多西他赛，促进微管聚合。由于破坏微管动力学可以抑制肿瘤细胞生长，目前开发新的微管靶向化疗药物引起广泛关注。

在我们之前研究中，使用 Ugi/Dieckmann 缩合方法构建了一系列不同 2-二基取代吲哚啉-3-酮和吲哚啉-3-酮并吡嗪类化合物，其中一些化合物对肝癌细胞具有抑制作用。然而，这些化合物抑制肝癌细胞增殖的潜在机制以及它们对其他类型癌细胞的作用尚未阐明。同时，尚不清楚 DHPITO 是否对 CRC 细胞发挥抗肿瘤活性，及其抗增殖作用的精确机制是什么。为了解决这些问题，本章内容探讨了 DHPITO 对 CRC 细胞的体内和体外抗肿瘤活性，并阐明其潜在的分子机制。

2.2
小分子抑制剂 DHPITO 抑制结直肠癌细胞的体外活性

本研究前期设计并合成了一系列以微管蛋白为靶点的化合物，发现这些化合物对肝癌细胞具有显著的抑制作用。为了评估这些衍生物在 CRC 细胞增殖中的抑制作用，利用 MTT 法评估其在 HCT116 细胞中的细胞毒性，发现在所有测试化合物中，DHPITO 对 HCT116 细胞表现出最好的活性抑制（图 2-1）。

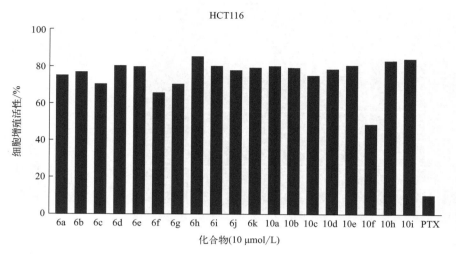

图 2-1　DHPITO（10f）及其衍生物抑制 CRC 细胞 HCT116 的活性分析

　　DHPITO 化学结构如图 2-2A 所示。DHPITO 导致 HCT8 和 HCT116 细胞活力显著降低，且呈剂量依赖性和时间依赖性（图 2-2B、图 2-2C 和图 2-3）；相比之下，在正常结肠上皮细胞系 FHC 中，DHPITO 处理后产生轻微的细胞毒性（图 2-2D 和图 2-3）。随后，进行 5-乙炔基-2′-脱氧尿苷（5-ethynyl-2′-deoxyuridine，EdU）和集落形成实验，以确定 DHPITO 对 CRC 细胞增殖和生长的抑制作用。如图 2-2E 所示，胸苷类似物 EdU 进入 DNA 的速率随着 DHPITO 处理而下降，并且发现这种下降以剂量和时间依赖的方式发生，同样，

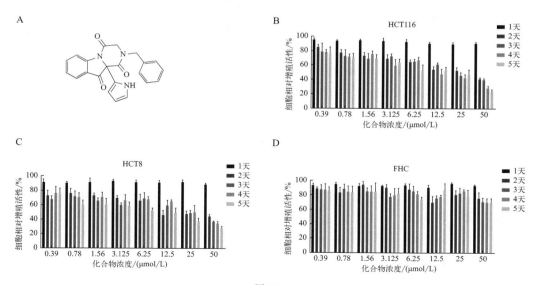

图 2-2

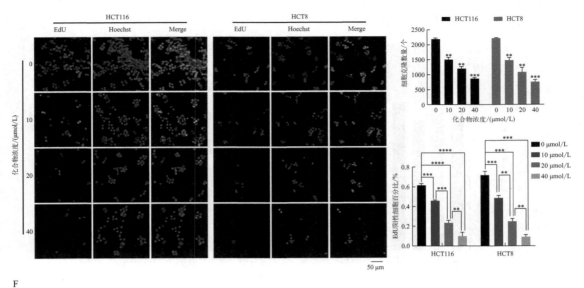

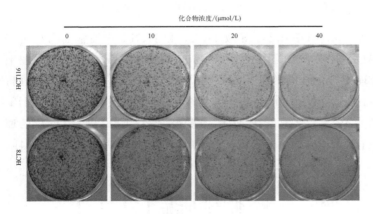

图 2-2　DHPITO 能够抑制 CRC 细胞的增殖和生长

A. DHPITO 的化学结构；B、C、D. 将 HCT116、HCT8 和正常人直肠黏膜细胞（normal human rectal mucosal cells，FHC）在图示浓度 DHPITO 中分别处理 1 天、2 天、3 天、4 天或 5 天，利用 MTT 检测相对细胞活力；E. 通过 EdU 染色实验进一步分析 DHPITO 处理 48 小时后的 CRC 细胞增殖情况。比例尺：50 μm；F. 克隆形成实验评估二甲基亚砜（DMSO），10 μmol/L、20 μmol/L 或 40 μmol/L DHPITO 处理 CRC 细胞 10 天后的体外生长情况

DHPITO 处理后，集落数量和集落大小均以剂量依赖性方式显著减少（图 2-2F）；而在正常 FHC 细胞中仅观察到轻微的抑制生长作用（图 2-4）。以上实验结果表明 DHPITO 可以抑制 CRC 细胞的增殖和生长。

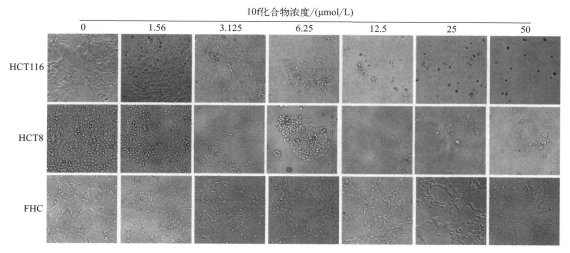

图 2-3　显微镜下观察 DHPITO 作用后 HCT8、HCT116 和 FHC 细胞株的具体形态

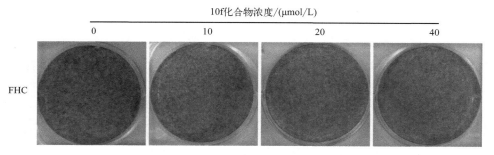

图 2-4　克隆形成实验分析不同浓度 DHPITO 对结直肠正常上皮细胞生长的抑制作用

2.3
小分子抑制剂 DHPITO 抑制结直肠癌细胞的体内活性

　　鉴于 DHPITO 能够有效抑制微管解聚，因此我们随后评估了 DHPITO 在体内抑制肿瘤形成的作用。当异种移植肿瘤体积达到大约 $100~mm^3$，在 32 天时间内，每隔 3 天口服给药 DHPITO（$20~mg/kg$ 和 $60~mg/kg$），如图 2-5A 所示。在异种移植动物模型中，与对照小鼠相比，浓度为 $20~mg/kg$ 和 $60~mg/kg$ 的 DHPITO 给药 32 天后以剂量依赖方式显著抑制 CRC 肿瘤生长（图 2-5B 和图 2-5C），而且在给药期间，小鼠全身毒性较低，各组中小鼠均未检测到死亡、临床症状或体重减轻（图 2-5D）。这些结果共同提供了令人信服的药理学证据，DHPITO 确实有潜力作为抗肿瘤抑制剂治疗人类结直肠癌。

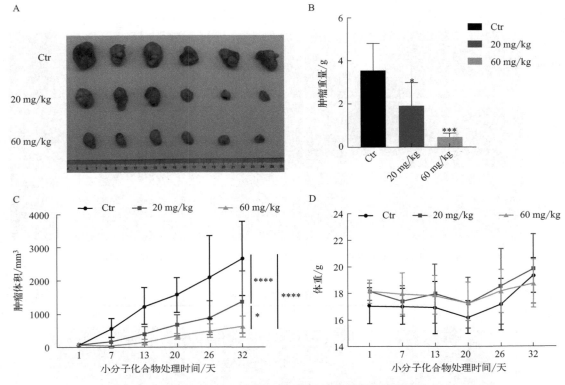

图 2-5　口服 DHPITO 抑制异种移植小鼠模型体内肿瘤发生

A. 剂量为对照组、20 mg/kg 和 60 mg/kg DHPITO 处理后裸鼠体内异种移植瘤；B. DHPITO 抑制裸鼠体内 HCT116 异种移植瘤的生长曲线和肿瘤重量统计图；C. DHPITO 处理后 HCT116 异种移植瘤的相对肿瘤体积（mm³）随时间（天）的变化曲线（每组 $n=6$ 只小鼠）。肿瘤体积按照公式计算：$V=0.5W^2L$，其中 W 代表宽度（mm），L 代表长度（mm）；D. DHPITO 几乎没有影响小鼠的体重

2.4
DHPITO 促进细胞微管蛋白聚合

　　本研究前期利用药物化学手段针对微管蛋白合成了一系列化合物，研究 DHPITO 是否为真正的微管蛋白抑制剂。紫杉醇（PTX）作为一种微管解聚抑制剂，与微管蛋白聚合物结合。本研究将紫杉醇作为阳性对照药物，通过形态学观察显示 HCT116、HCT8 和 SW480 细胞在 DHPITO 处理后呈圆形的 "葡萄状" 簇生长，这些形态学变化与紫杉醇处理的细胞非常相似（图 2-6A 和图 2-7）。为了进一步证实这些发现，使用 α 微管蛋白抗体的免疫荧光进行分析，结果表明，与阴性对照细胞相比，DHPITO 和紫杉醇处理的细胞具有更强的荧光信号，这主要由于细胞膜中 α 微管蛋白的聚合所致（图 2-6B）。同样，蛋白质免疫印迹法检测发现紫杉醇和 DHPITO 均可促使裂解蛋白沉淀中微管蛋白增加，胞质上清液中

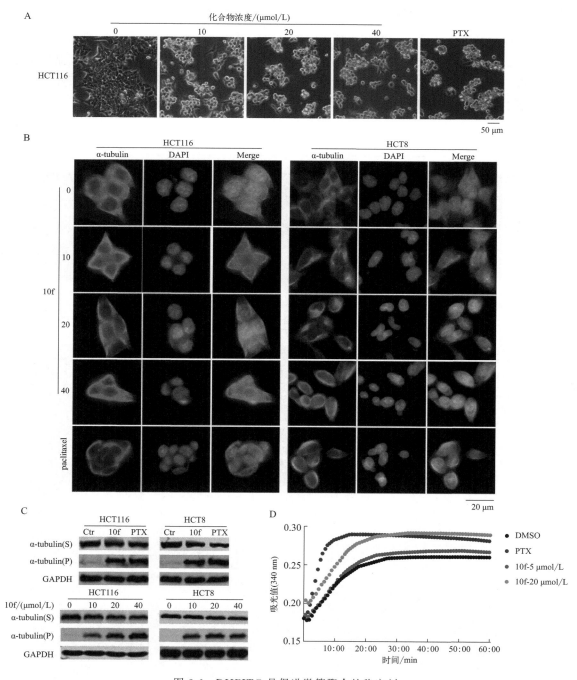

图 2-6　DHPITO 是促进微管聚合的稳定剂

A. 相差显微镜观察 DHPITO 处理 HCT116 和 HCT8 的细胞形态。比例尺：50 μm；B. 免疫荧光观察暴露于 DHPITO 或紫杉醇后的微管稳定性。利用 α 微管蛋白抗体识别微管（绿色），DAPI（4′,6-二脒基-2-苯基吲哚）染色细胞核（蓝色）。比例尺：20 μm；C. DHPITO 增强活细胞中微管蛋白的聚合。分别利用紫杉醇（500 nmol/L）和 DHPITO（40 μmol/L）处理 HCT116 和 HCT8 细胞 24 小时后，裂解细胞并从细胞质（上清液，S）中获得细胞骨架（沉淀物，P）提取物。通过 α 微管蛋白和 GAPDH 抗体检测微管蛋白聚合情况，"S" 代表未组装的微管蛋白，"P" 代表组装的微管蛋白；D. 5 μmol/L 和 20 μmol/L 浓度下 DHPITO 对体外纯化微管蛋白聚合的影响。在无细胞实验中进行纯化微管蛋白的聚合实验，微管蛋白在 37 ℃下分别与紫杉醇和 DHPITO 孵育，每 1 分钟监测一次 340 nm 的吸光度，共 60 分钟

微管蛋白含量减少（图 2-6C）。为了进一步研究微管蛋白是否为 DHPITO 的靶标及其对体外微管蛋白组装动力学的影响，以紫杉醇为阳性对照，用纯化的微管蛋白进行了体外微管蛋白聚合实验。实验结果显示：与 DMSO 对照相比，DHPITO 能以剂量依赖性的方式促进微管蛋白聚合；在类似的条件下，紫杉醇也促进了微管蛋白的组装（图 2-6D）。综上所述，这些数据表明 DHPITO 可能是微管蛋白的抑制剂，能够促进和稳定微管聚合。

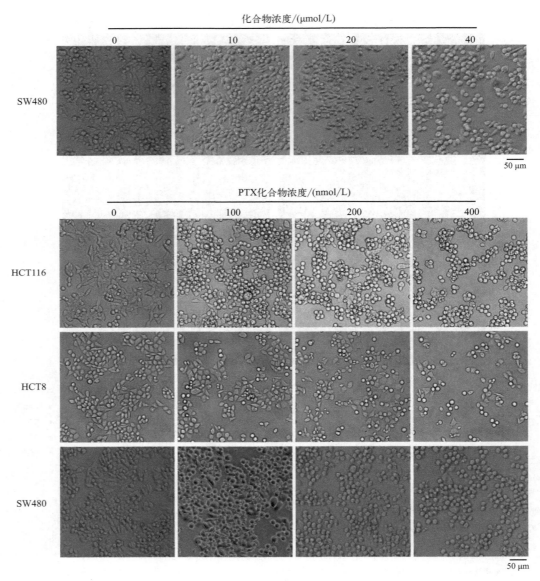

图 2-7　DHPITO 和 paclitaxel 作为微管聚合的稳定剂

2.5

DHPITO 诱导结直肠癌细胞周期阻滞于 G_2/M 期

鉴于微管蛋白在有丝分裂中所起的重要作用，我们可以推测 DHPITO 可能有效地阻断有丝分裂的进程。正如预期的那样，流式细胞术结果显示 DHPITO 剂量依赖性导致 G_2/M 期细胞数量显著增加（图 2-8A）。为了进一步评估其对有丝分裂进程的影响，使用免疫荧光分析方法测定了有丝分裂细胞周期标志物——磷酸化组蛋白 3（H3）在丝氨酸 10 位点的表达。结果显示，与仅用溶剂处理的细胞相比，用于处理细胞的 DHPITO 浓度增加导致细胞核中 H3 ser10 磷酸化水平荧光强度显著增加（图 2-8B）。考虑到微管蛋白 EB1 定位于微管着丝粒端调控细胞分裂，研究人员通过检测 EB1 与染色体的免疫荧光共定位实验来评价

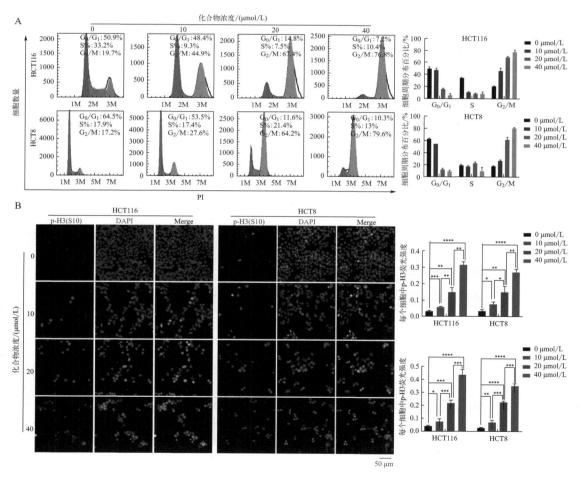

图 2-8

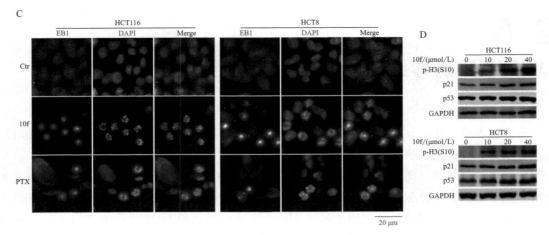

图 2-8　DHPITO 阻滞细胞周期于 G_2/M 期（彩图见文后彩图 2-8）

A. 流式细胞仪分析 HCT116 和 HCT8 细胞在用 DHPITO 处理 48 小时后的细胞周期分布。DMSO 用作溶剂对照组，柱状图表示细胞在 G_0/G_1、S 和 G_2/M 期的分布百分比；B. CRC 在图示浓度 DHPITO 处理后，通过免疫荧光检测有丝分裂细胞周期标志物 p-H3（ser1）水平。利用特异性抗体（红色）对 p-H3（ser10）进行染色，细胞核通过 DAPI（蓝色）染色；C. 免疫荧光共定位实验评估 DHPITO 对染色体分离的影响。比例尺：20 μm；D. DHPITO 对 G_2/M 期相关蛋白表达水平的影响。免疫印迹检测 HCT116 和 HCT8 细胞中 p-H3（ser10）、p21 和 p53 水平，GAPDH 作为上样对照。比例尺：50 μm。

DHPITO 对染色体分离的影响。如图 2-8C 所示，与紫杉醇类似，发现 DHPITO 显著抑制了正常染色体向两极的运动（如图中蓝色信号所示），促进了细胞赤道板处 EB1 的积累（如图中红色信号所示）。同样，免疫印迹分析表明 DHPITO 处理 48 小时后，p-H3、p21 和 p53 的水平升高（图 2-8D），DHPITO 能够以剂量依赖方式促进 EB1 积累（图 2-9），进一步证实了 DHPITO 对染色体运动的影响。综上所述，这些结果表明，微管解聚的抑制触发了微管和染色体在赤道板的聚集，随后导致染色体或染色体片段不能被分配到两极。

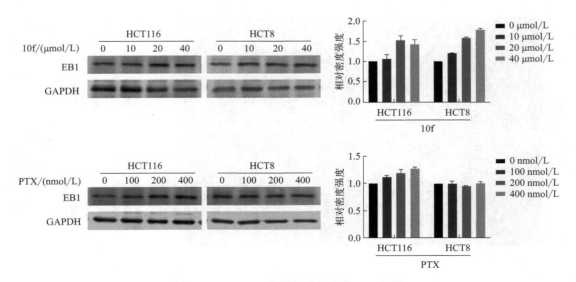

图 2-9　DHPITO 能够促进细胞内 EB1 积累

2.6
DHPITO 诱导结直肠癌细胞周期发生凋亡

人们普遍认为有丝分裂进程阻滞最终导致细胞凋亡。在这一系列实验中，本研究目的是确定 DHPITO 是否通过调节有丝分裂的进程来诱导细胞凋亡。流式细胞术分析显示，DHPITO 能显著诱导 HCT116 和 HCT8 细胞发生凋亡，并且晚期细胞凋亡的比例呈剂量依赖性增加（图 2-10A），而在 FHC 细胞中没有观察到这种促进细胞凋亡的作用（图 2-11）。此

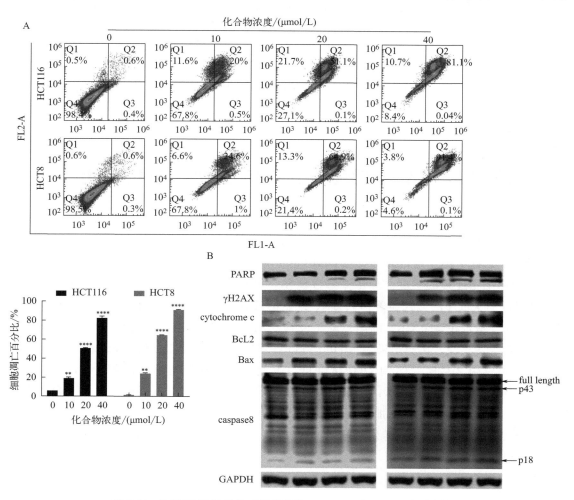

图 2-10　DHPITO 激活结直肠癌细胞 HCT116 和 HCT8 细胞凋亡

A. 利用 Annexin V/PI 染色和流式细胞仪分析 DHPITO 对 HCT116 和 HCT8 细胞凋亡的诱导作用；B. 图示浓度 DHPITO 处理 24 小时后，通过免疫印迹检测剪切的 PARP、细胞色素 c、BCL2、BAX 和剪切的半胱天冬酶 8 蛋白水平，GAPDH 作为上样对照

外，蛋白免疫印迹法分析显示，DHPITO 处理诱导 cleaved-PARP、细胞色素 c、促凋亡蛋白 BAX 和 cleaved-caspase 8 的水平显著升高，而抗凋亡蛋白 BcL2 的表达水平呈剂量依赖性下降（图 2-10B）。综上所述，这些数据表明 DHPITO 可以通过诱导 G_2/M 阻滞和有丝分裂进程诱导 CRC 细胞凋亡。

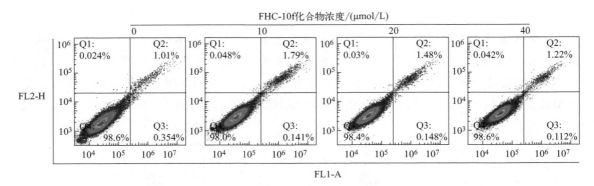

图 2-11　DHPITO 不能诱导 FHC 细胞发生凋亡

2.7

DHPITO 以剂量依赖性方式抑制细胞迁移和侵袭

据报道，微管通过组装和解聚 α 微管蛋白和 β 微管蛋白复合物，在肿瘤细胞的运动、迁移和侵袭中发挥关键作用。为了研究 DHPITO 对结直肠癌细胞迁移潜力的影响，采用划痕实验来检测细胞迁移的程度。如图 2-12A 所示，划痕愈合实验显示：与对照相比，DHPITO 可以以剂量依赖的方式显著抑制 CRC 细胞的迁移能力。随后，研究人员试图进一步探索 DHPITO 是否在调节 CRC 细胞运动中发挥作用，为了达到这一目的，研究人员进行了 Transwell 迁移实验。实验结果显示 DHPITO 处理导致 CRC 细胞穿透 Matrigel 包被膜的能力显著降低（图 2-12B），表明 DHPITO 可以剂量依赖性地抑制细胞侵袭。与此结果相一致，蛋白免疫印迹法分析显示：DHPITO 处理导致上皮标志物（E-cadherin）和带状闭塞蛋白 1（ZO 1）表达水平显著增加，而间充质标志物（snail 和 slug）和 β-连环蛋白的表达水平降低（图 2-12C）。总之，这些发现表明 DHPITO 不仅能够抑制肿瘤细胞的迁移，还能够抑制 CRC 细胞的侵袭性运动。

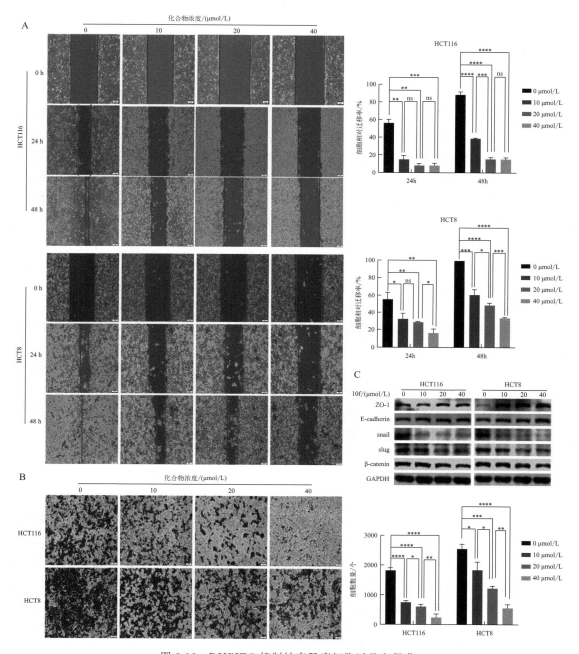

图 2-12　DHPITO 抑制结直肠癌细胞迁移和侵袭

A. 伤口愈合实验检测不同浓度 DHPITO 处理 HCT116 和 HCT8 细胞后对细胞迁移的影响；B. Transwell 侵袭实验确定细胞侵袭能力；C. DHPITO 对上皮细胞标志物（E-cadherin、ZO-1、β-连环蛋白）、间叶细胞标志物（snail 和 slug）和 β-连环蛋白表达水平的影响，以确定 DHPITO 对 CRC 细胞运动性的影响，GAPDH 作为上样对照

2.8

小结

　　微管是构成细胞骨架一部分的聚合物，它对结构支架的形成、细胞质组织、细胞内运输和细胞分裂起着根本的作用。微管参与有丝分裂纺锤体的形成，形成一个高度动态的丝网，参与细胞分裂过程中染色体精确聚集和分离的组装、动态结构维护和拆卸过程。因此，靶向微管是治疗各种类型癌症的一种有吸引力的策略。尽管紫杉醇类药物（如紫杉醇和多西紫杉醇）几十年来在治疗几种不同的人类恶性肿瘤方面提供了重要的治疗策略，但由于药物靶点耐药和突变发生率的增加，这些疗法经常变得无效。因此，迫切需要发现与已有报道的紫杉烷结构完全不同的新一代微管蛋白抑制剂。

　　先前，研究小组开发了一种新的方法，合成一系列小分子化合物。本研究已经确定DHPITO是最有效抑制 CRC 细胞增殖的化合物，目前的结果似乎与之前的数据不太一致。对此的解释可能是，不同的结构差异可能是观察到的不同类型癌细胞抗癌活性水平不一致的关键。有趣的是，体外微管蛋白聚合实验表明，DHPITO 可以直接阻止微管蛋白的解聚，促进微管的组装，类似于紫杉醇。然而，DHPITO 的结构包含吡嗪［1，2a］吲哚骨架，因此与紫杉醇完全不同，紫杉醇的特点是存在一个四环二萜核心，这表明不同的骨架结构负责这些化合物的相同功能。因此，DHPITO 与微管蛋白的相互作用域可能与其他报道的微管蛋白聚合启动子不同，DHPITO 也可能能够克服与已经存在的紫杉烷相关的持续耐药性，并且具有降低毒性水平的作用。所有这些可能性表明，DHPITO 已被确定为微管蛋白聚合的新启动子。

　　微管靶向药物已被广泛报道通过在 G_2/M 期阻滞细胞来发挥其抗癌作用。在 M 期，双折叠的染色体被定位并附着在有丝分裂纺锤体上，以精确和时间敏感地分离到子细胞。这个精心安排的过程需要快速和高度协调的微管动力学。已知的微管稳定剂，如紫杉醇、多西紫杉醇和乙泊苷，通过对微管动力学的动力学抑制（稳定），导致细胞周期在有丝分裂时停滞，从而阻止微管解聚收缩，最终诱导细胞凋亡。与其他微管靶向药物一样，本研究中进行的细胞周期分析实验显示 DHPITO 在 G_2/M 期阻滞 CRC 细胞。与此一致的是，在 DHPITO 处理后，EB1 蛋白在细胞赤道处聚集，而染色体或染色体片段留在两极之间，这表明在 DHPITO 存在下微管解聚收缩的丧失诱导了微管在赤道板的聚集，随后染色体无法迁移到细胞的两极。此外，暴露于 DHPITO 后，细胞凋亡被激活，如 PARP 的裂解所示。H3 在 ser10 位点的上调也表明凋亡主要发生在细胞周期的有丝分裂期，微管已被证明具有重要的作用。

3

靶向抗凋亡蛋白 Bcl-2 小分子抑制剂化合物 6d 在调控自噬中的作用及抑制结直肠癌细胞增殖的分子机制

3.1

概述

凋亡是细胞死亡的一种生理形式，通过两条主要途径介导，即死亡受体诱导的外源性途径和线粒体介导的内源性途径。线粒体介导的凋亡主要由 B 细胞淋巴瘤 2（B-cell lymphoma 2，Bcl-2）家族蛋白调控，包括促凋亡蛋白 Bax（Bcl-2-associated X protein）、Bak（BcL-2 antagonist killer 1）、Bim（Bcl-2-interacting mediator）、Bid（BH3-interacting domain）和 Puma（p53 upregulated modulator of apoptosis）以及抗凋亡蛋白 Bcl-2、Bcl-XL、Bcl-W、Bcl-2-A1 和 MCL1（myeloid cell leukemia 1）。促凋亡 BH3（Bcl-2 homology 3）蛋白和抗凋亡蛋白之间的平衡决定细胞存活或发生凋亡。Bcl-2 和抗凋亡蛋白直接结合并隔离 BH3 蛋白，然后激活凋亡中心效应蛋白 Bax 和 Bak；随后，活化的 Bax 和 Bak 发生构象变化和寡聚化，导致线粒体膜形成孔道并促进线粒体外膜通透性（mitochondrial outer membrane permeability，MOMP）。MOMP 形成促进细胞色素 c 从线粒体膜间隙释放到细胞质，这反过来又激活关键的半胱天冬酶级联反应和凋亡体生成。许多恶性肿瘤中促凋亡和抗凋亡过程之间的平衡被破坏，包括血液恶性肿瘤和实体瘤，导致对化疗药物产生耐药性。此外，正常分裂细胞中 Bcl-2 的生理水平较低，因此它被认为是癌症治疗的理想靶点。然而，一些报道的针对 Bcl-2 小分子抑制剂，由于 Bcl-2 蛋白 BH3 结合口袋突变、抗凋亡蛋白过表达及对其他抗凋亡蛋白的依赖性增强而获得耐药性。因此，开发新的抑制剂已迫在眉睫，特别是与现有报道化合物具有完全不同化学结构的 Bcl-2 特异性靶向药物，将为结直肠肿瘤及其他类型肿瘤治疗提供更有效的手段。

自噬在癌细胞应对氧化和代谢应激条件的生存中发挥重要作用，并介导癌细胞在化疗、放疗和靶向药物等治疗中产生耐药性。自噬包括两个基本过程，即自噬体形成和自噬体与溶酶体融合形成自噬溶酶体。自噬体包裹的组分在其中被降解。研究报告称，Bcl-2 家族的抗凋亡蛋白不仅在抑制凋亡中发挥重要作用，还在抑制自噬激活中发挥重要作用。Bcl-2 和 Bcl-xL 通过插入 Beclin 1 的 BH3 结构域疏水沟直接与 Beclin 1 结合，抑制自噬；而这些蛋白质从 Beclin 1 解离对于细胞应激反应中自噬的激活至关重要。但是，据我们所知，Bcl-2 与自噬体和溶酶体融合之间的分子联系尚未被报道。自噬流缺乏导致具有细胞毒性的错误折叠蛋白聚集体积累，从而诱导细胞死亡。组蛋白去乙酰化酶（histone deacetylase，HDACs）是一类在组蛋白乙酰化和染色质重塑中起作用的酶家族，越来越多研究将其作为癌症治疗靶点。有趣的是，只有 HDAC6 具有泛素结合能力，并能够与微管和 F-肌动蛋白细胞骨架结合，其在细胞内蛋白质聚集体清除和自噬过程中自噬体-溶酶体融合中起重要作用。因此，开发针对与自噬过程相关分子的新型抑制剂已被视为一种有效的癌症治疗方法。

天然和合成的螺环吲哚啉类化合物是具有重要生物特性的杂环化合物，例如抗癌和杀虫活性。在我们之前的报道中，使用无金属一锅法 Ugi/对映体选择性多米诺环化反应合成了一系列螺环吲哚类化合物，并发现化合物 6d 对多种类型癌细胞系具有抗增殖能力。然而，这种化合物在癌细胞中介导抑制能力的潜在机制、潜在靶点及其对 CRC 细胞的影响尚不清楚。

本章主要介绍化合物 6d 对 CRC 的体内/体外抗肿瘤活性、在调控细胞凋亡和自噬中的作用，阐明化合物 6d 调控 CRC 细胞增殖、凋亡和自噬的分子机制。

3.2
吲哚啉类螺环小分子抑制剂化合物 6d 抑制结直肠癌细胞的体内/外活性

小分子抑制剂化合物 6d 化学结构如图 3-1A 所示。为了探究小分子抑制剂化合物 6d 在结直肠癌中的抗癌活性，研究人员进行了 MTT 实验，发现化合物 6d 与化合物 6a-6c、6e-6r 相比，在 10 μmol/L 时显著降低 CRC 细胞活力（图 3-1B），其抑制结直肠癌细胞 HCT116 的 IC_{50} 值为 2.8 μmol/L（图 3-2）。相比之下，在正常成年结肠上皮细胞系 FHC 中，暴露于化合物 6d 只会产生轻微的细胞毒性，其 IC_{50} 值为 0.2 μmol/L（图 3-2）。随后，通过 MTT 实验发现化合物 6d 在 HCT116、HT29 和 SW480 细胞中的 IC_{50} 值分别为 0.21 μmol/L、0.33 μmol/L 和 0.42 μmol/L（图 3-1C）。为了评估化合物 6d 的抗肿瘤作用，本研究建立皮下移植 HCT116 肿瘤细胞的 SCID/Nude 裸鼠，监测肿瘤生长速度，当肿瘤体积达到 100 mm³ 左右时，每隔 3 天腹腔注射化合物 6d，连续 36 天给药。结果发现，与对照小鼠相比，浓度为 30 mg/kg 和 100 mg/kg 的化合物 6d 处理 36 天后，以剂量依赖的方式显著抑制了人 CRC 的肿瘤生长（图 3-1D）。同样，苏木精和伊红（H&E）染色数据显示，化合物 6d 处理后细胞密度显著降低（图 3-1E）。此外，如图 3-1F 所示，在整个给药期间各组小鼠均未观察到死亡或体重减轻，说明该抑制剂的细胞毒性较弱。综上所述，化合物 6d 在体内具有抑制 CRC 细胞增殖和致瘤性的作用，提示化合物 6d 具有作为抗肿瘤抑制剂治疗人结直肠癌的潜力。

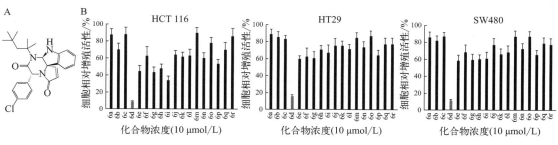

图 3-1

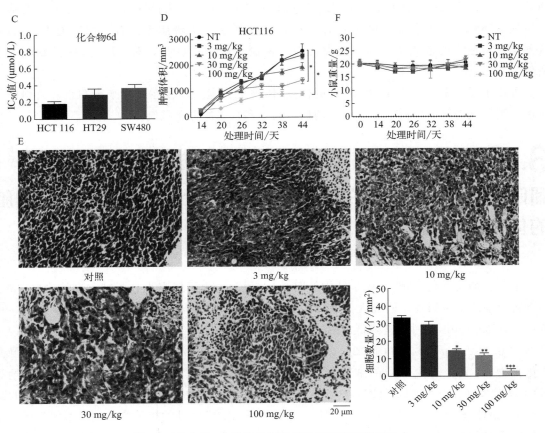

图 3-1 化合物 6d 能够显著降低结直肠癌细胞的活力

A. 化合物 6d 的化学结构；B. MTT 法评估化合物 6d 抑制 HCT116、HT29 和 SW480 细胞增殖的生物活性。分别利用 10 μmol/L 的化合物 6d 处理 CRC 细胞 48 小时，然后测定细胞活力；C. 化合物 6d 抑制 CRC 细胞增殖的 IC_{50} 值；D. 腹腔注射化合物 6d 对 SCID/Nude 小鼠体内 HCT116 异种移植肿瘤生长的抑制作用；E. 苏木精-伊红（hematoxylin and eosin，H&E）染色分析化合物 6d 对 HCT116 异种移植肿瘤生长的抑制作用。比例尺：20 μm；F：化合物 6d 处理不影响小鼠体重，表明该化合物毒性作用较小

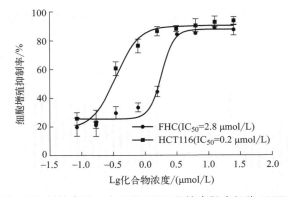

图 3-2 化合物 6d 抑制结直肠上皮细胞 FHC 和结直肠癌细胞 HCT116 的 IC_{50} 值

3.3

化合物 6d 通过 Bcl-2 诱导线粒体依赖性凋亡信号通路

为了更深入地了解化合物 6d 对 CRC 细胞的抗肿瘤作用机理，研究人员接下来确定此过程是否涉及细胞凋亡。在 CRC 细胞暴露于化合物 6d 8 小时后，采用 Annexin V-FITC/PI 检测。图 3-3A 中流式细胞仪图像和直方图显示，化合物 6d 显著诱导 CRC 细胞发生凋亡，晚期凋亡比例呈剂量依赖性显著增加（HCT 116 细胞从 2.85％增加到 66.1％；LN229 细胞从 4.47％增加到 25.8％；SW480 细胞从 4.63％增加到 52.7％）。此外，我们评估了化合物 6d 对 Bcl-2 家族成员和细胞色素 c 表达的影响，以描述化合物 6d 诱导细胞凋亡的机制。如图 3-3B 和图 3-4 所示，化合物 6d 处理导致 Bax 和细胞色素 c 增加，而 Bcl-2 基本保持不变。细胞色素 c 从线粒体向细胞质的释放水平是反映线粒体介导细胞凋亡水平的金标准。因此，本研究分别分离细胞质和线粒体部分来评估细胞色素 c 的水平。结果表明化合物 6d 处理增加了细胞质中细胞色素 c 水平，意味着化合物 6d 处理可以增加细胞色素 c 从线粒体向细胞质的释放（图 3-3C）。接下来，为了证实化合物 6d 诱导线粒体相关凋亡，研究人员检测了活化的半胱天冬酶 3 和 PARP 水平，发现化合物 6d 处理后，在 CRC 和其他癌细胞（如 A549、U87 和 PANC-1）中半胱天冬酶 3 和 PARP 剪切形式明显增加，但在 MCF7 细胞中，由于化合物 3 基因外显子 3 的缺失突变，没有半胱天冬酶 3 和 PARP 的剪切形式出现（图 3-3B 和图 3-4）。

鉴于 Bax 可以通过 BH3 结构域直接与 Bcl-2 结合，且上述数据暗示线粒体细胞色素 c 释放和半胱天冬酶激活介导的细胞凋亡有关，推断化合物 6d 可能通过靶向 Bcl-2 发挥抗肿瘤作用。如果是这样，化合物 6d 处理后 Bcl-2 与 Bax 的结合会减少。研究人员用重组质粒 Flag-Bcl-2 转染 HCT116 细胞，用免疫荧光法检测 Flag-Bcl-2 和 Bax 的定位。结果显示 Flag-Bcl-2 能够与定位于线粒体膜的 Bax 共定位（图 3-5），而化合物 6d 处理后，外源 HA-Bcl-2 与内源 Bax 之间相互作用程度明显减弱（图 3-3D）。为了进一步证实化合物 6d 对 Bcl-2-Bax 的结合抑制效果，研究人员利用重组蛋白 His-Bcl-2 和 His-Bax 进行了体外 pull-down 实验，并以两个针对 Bcl-2 的小分子抑制剂 obatoclax（GX15-070）和 AT101 为阳性对照。结果发现，与 GX15-070 和 AT101 的作用类似，化合物 6d 处理后导致 Bcl-2 和 Bax 的结合显著减少（图 3-3E），表明化合物 6d 可能直接与 Bcl-2 结合，并作为 Bcl-2 的新型潜在抑制剂。综上所述，这些结果表明，化合物 6d 可能作为一种新的潜在抑制剂，使 Bcl-2 与 Bax 分离，从而促进线粒体依赖性的凋亡途径。

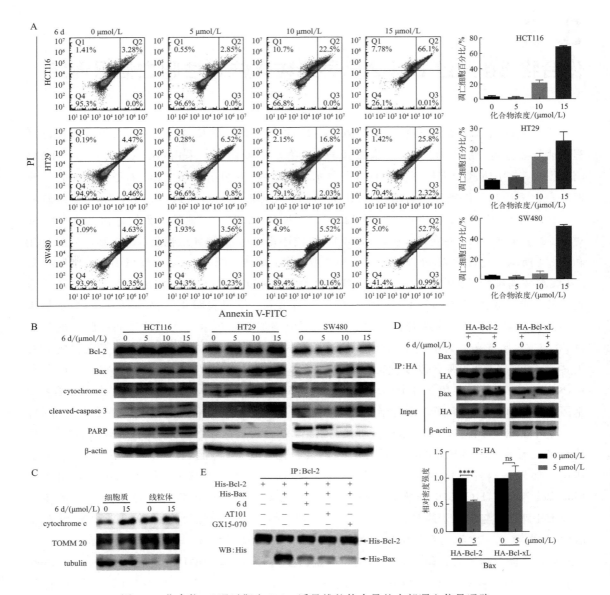

图 3-3　化合物 6d 通过靶向 Bcl-2 诱导线粒体介导的内部凋亡信号通路

A. 利用图示浓度化合物 6d 处理 CRC 细胞 8 小时后，进行 Annexin V-FITC/PI 染色，然后通过流式细胞仪进行分析化合物 6d 诱导的凋亡情况；B. 化合物 6d 对凋亡相关蛋白水平的影响作用。利用不同浓度化合物 6d（0 μmol/L、5 μmol/L、10 μmol/L、15 μmol/L）处理 CRC 细胞 8 小时，检测细胞质中细胞色素 c 的释放、BCL2 家族蛋白 Bcl-2 和 Bax 的表达水平、半胱天冬酶 3 和 PARP 的剪切水平。β-肌动蛋白水平用作蛋白上样对照。C. 化合物 6d 促进细胞质中细胞色素 c 蛋白水平。将对照组和化合物 6d（15 μmol/L）处理组细胞通过试剂盒分离细胞质和线粒体，然后通过免疫印迹分别检测细胞质和线粒体中的细胞色素 c 水平。Tomm 20（outer mitochondrial membrane 20 homolog）作为线粒体标志物；D. 化合物 6d 抑制外源性 Bcl-2 与内源性 Bax 的相互作用，但不能够抑制 Bcl-xL 与 Bax 之间的相互作用；E. 体外结合实验分析化合物 6d 对重组 His-Bcl-2 和 His-Bax 蛋白之间相互作用的影响作用。将重组蛋白与化合物 6d、AT101 和 GX15-070 孵育后，利用抗 Bcl-2 抗体进行免疫沉淀，然后通过 His 抗体进行免疫印迹。AT101 和 GX15-070 作为 Bcl-2 阳性对照抑制剂

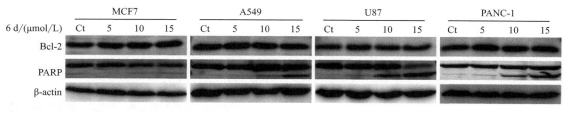

图 3-4　化合物 6d 促进不同癌症细胞中 PARP 发生剪切，但是不影响 Bcl-2 的表达

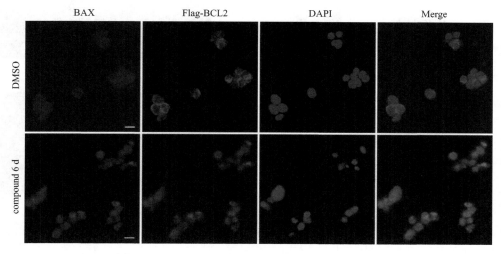

图 3-5　Flag-Bcl-2 能够与 Bax 共定位于线粒体膜上

3.4
化合物 6d 通过破坏 Bcl-2 和 Beclin1 之间的相互作用激活自噬体形成

　　自噬过程中的一个重要事件是分离膜的形成，这是通过 Beclin1-Vps34 复合物激活调节。Bcl-2 作为抗凋亡和抗自噬调节剂，并与 Beclin1 相互作用抑制 Beclin1 依赖性自噬。考虑到化合物 6d 可能是靶向 Bcl-2 的抑制剂，我们进一步探讨化合物 6d 处理后是否会影响 Bcl-2 与 Beclin 1 之间相互作用。如图 3-6A 所示，化合物 6d 影响了 Beclin1 和 Bcl-2 相互作用，二者之间相互作用的阻断表明化合物 6d 可能是自噬诱导剂。接下来，研究人员通过监测从细胞质形式 LC3B-Ⅰ 到自噬体相关形式 LC3B-Ⅱ 的转化来检测自噬激活，LC3B-Ⅱ 是一种特异性和保守的自噬标志物。正如预期，研究中发现在化合物 6d 处理后，CRC 细胞和其他癌细胞（包括 MCF7、U87、Hep3B 和 PANC-1）中 LC3B-Ⅰ 显著转化为 LB3B-Ⅱ（图 3-6B和图 3-7），表明自噬被激活，形成了自噬体。此外，在化合物 6d 处理的 CRC 细胞中，代表

自噬泡的内源性 LC3 点状荧光信号显著增加（图 3-6C）。与此一致的是，外源性 GFP-LC3B 点的数量在处理后显著增加，表明化合物 6d 能够诱导自噬体积累（图 3-6D）。综上所述，这些结果表明化合物 6d 可能与 Beclin 1 竞争结合 Bcl-2，从而诱导自噬激活和自噬体的形成。

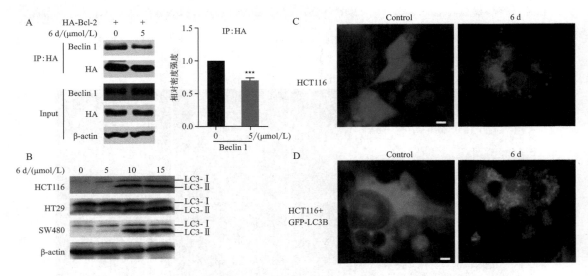

图 3-6　化合物 6d 通过与 Beclin 1 竞争性结合 Bcl-2 激活自噬和促进自噬小体形成

A. 将 HA-Bcl-2 转染到 HCT116 细胞中，5μmol/L 化合物 6d 处理转染细胞 8 小时，使用 HA 抗体进行 Co-Ⅰ P，以检测 Bcl-2 和 Beclin1 之间的相互作用；B. 图示浓度化合物 6d 处理 CRC 细胞 8 小时后，免疫印迹分析 LC3B 蛋白水平。β-actin 水平作为上样对照。C. 化合物 6d 处理 CRC 4 小时后，利用 LC3B 抗体检测 HCT116 细胞中内源性 LC3B 红色点状信号。红色信号表示内源性 LC3B 斑点；D. 化合物 6d 处理转染 GFP-LC3 的 HCT116 细胞，通过高内涵系统检测外源性 LC3 点信号。比例尺：10μm

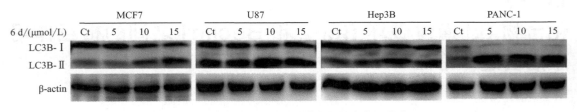

图 3-7　化合物 6d 能够在不同癌症细胞中调节自噬

3.5

化合物 6d 通过促进组蛋白去乙酰化酶-6（HDAC6）的剪切阻断自噬流

自噬是一种主要的细胞内降解途径，可将细胞质内具有细胞毒性错误折叠蛋白聚集体传递到溶酶体并在其中降解。受损的自噬对癌细胞来说可能是一场灾难，由于错误折叠蛋白的积累和细胞器的破坏，导致细胞凋亡和死亡。为了进一步评估化合物 6d 对自噬流过程的影响，研究人员使用 pH 敏感的双标记 mCherry-GFP-LC3B 报告基因检测融合效率。黄色荧光表示非酸性自噬小体的数量，红色荧光表示自噬溶酶小体。如图 3-8A 所示，与对照组相比，化合物 6d 处理 HCT116 细胞中黄色荧光囊泡数量显著增加，表明自噬体与溶酶体融合缺陷导致自噬体积累。此外，我们还发现化合物 6d 处理的细胞比未处理细胞积累了更高水平的泛素化蛋白（ubiquitinated proteins，图 3-8B），这意味着自噬流阻断导致聚集体降解减弱。据报道，HDAC6 促进自噬体和溶酶体的融合，控制泛素化蛋白质控过程。为了探究化合物 6d 抑制自噬体和溶酶体融合的潜在机制是否与 HDAC6 有关，采用蛋白免疫印迹法检测了 HDAC6 在不同癌细胞中的表达水平和活性。有趣的是，与对照组相比，在化合物 6d 处理的 CRC、U87、A549 和 PANC-1 细胞中观察到双条带 HDAC6，而在 Hep3B 和 MCF7 细胞中，无论处理与否，均未观察到切割带（图 3-8C 和图 3-11F）。此外，为了进一步证实这些观察结果，使用 HDAC6 的 N（氨基）端［特异性针对 HDAC6 1-100 个氨基酸（amino acid，aa）内的片段］和 C（羧基）端抗体检测 HDAC6。与上述数据一致，经过化合物 6d

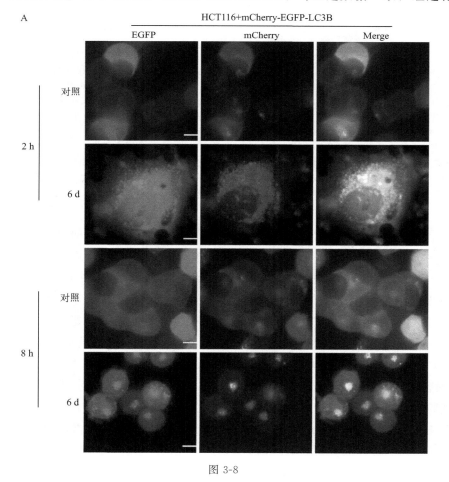

图 3-8

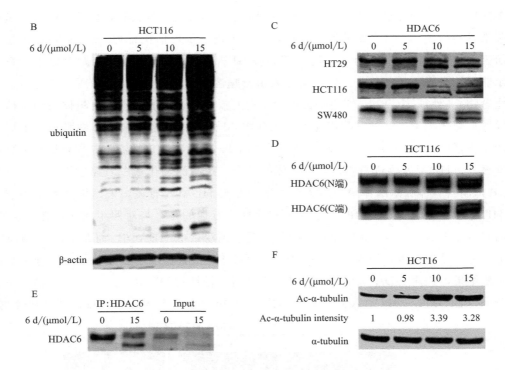

图 3-8　化合物 6d 诱导的 HDAC6 剪切影响其去乙酰化酶活力、自噬流和泛素化蛋白降解

A. 利用 pH 敏感的双标质粒 mCherry-GFP-LC3B 自噬报告系统分析化合物 6d 对自噬流的影响。自噬小体显示为黄色点状信号（同时具有 mCherry 和 GFP 信号），而自噬溶酶体显示为红色荧光信号（仅具有 mCherry 信号）。通过高通量共聚焦成像平台捕获化合物 6d 处理的 HCT116 细胞中 mCherry-GFP-LC3B 信号的荧光图像。比例尺：10 μm；B. 化合物 6d 以剂量依赖方式促进泛素化蛋白的积累。β-肌动蛋白作为上样对照；C. 化合物 6d 在 CRC 细胞中诱导 HDAC6 发生切割。在图示浓度化合物 6d 处理 HT29、HCT116 和 SW480 细胞后，裂解细胞并收集蛋白，然后利用针对 HDAC6 N 端（1～100 氨基酸）的抗体进行免疫印迹分析；D. 针对 HDAC6 N 端或 C 端的抗体均能识别由化合物 6d 诱导的 HDAC6 剪切片段；E. 使用针对 HDAC6 N 端的抗体进行免疫沉淀，确认化合物 6d 在 HCT116 细胞中诱导的 HDAC6 剪切；F. 在化合物 6d 处理的 HCT116 细胞中，α 微管蛋白的乙酰化以剂量依赖性方式显著升高

处理后，N 端和 C 端抗体均能识别双带（图 3-8D 和图 3-9A），表明抑制剂在 C 端诱导 HDAC6 发生了蛋白裂解，而在 N 端没有发生裂解。采用免疫沉淀法（immuno-precipitation，IP）对 HDAC6 的剪切带进行分析，结果显示化合物 6d 处理的 HCT116 细胞中出现 HDAC6 的蛋白水解断裂（图 3-8E）。值得注意的是，定量逆转录聚合酶链反应（qRT-PCR）分析显示，化合物 6d 处理后 HDAC6 的 mRNA 水平没有受到影响（图 3-9B），这表明 HDAC6 的裂解发生在蛋白水平而非转录水平。接下来，研究人员进一步评估了化合物 6d 对 HDAC6 去乙酰化酶活性的影响，发现 HDAC6 的底物 α 微管蛋白乙酰化化水平在 HCT116 细胞中以剂量依赖的方式显著增加（图 3-8F）。为了进一步证明化合物 6d 剪切 HDAC6 的特异性，本研究分析了化合物 6d 诱导的 HDAC1、HDAC2、HDAC3、HDAC4、HDAC5 和 HDAC7 的切割情况。如图 3-10 所示，化合物 6d 特异性诱导 HDAC6 裂解成双带，而非其他 HDACs，证实其对 HDAC6 剪切的特异性。这些数据表明，化合物 6d 引发的自噬流阻断和泛素化蛋白积累是通过 HDAC6 剪切失活介导的。

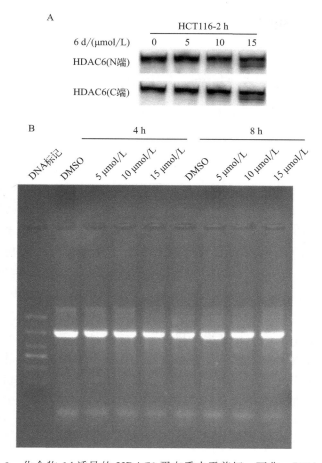

图 3-9　化合物 6d 诱导的 HDAC6 蛋白质水平剪切，而非 mRNA 水平

A. 图示浓度化合物 6d 处理 HCT116 细胞 2 小时后，针对 HDAC6 N 端或 C 端的抗体均能识别被剪切片段；B. 化合物 6d 处理对 HDAC6 转录水平没有影响。分别利用图示浓度的化合物 6d 处理 HCT116 细胞 4 小时和 8 小时，然后通过 qRT-PCR 分析 mRNA 水平

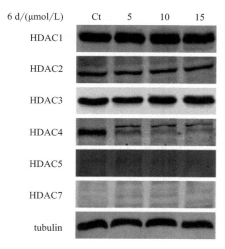

图 3-10　化合物 6d 只能特异性诱导 HDAC6 发生剪切

3.6

HDAC6 作为半胱天冬酶 3 的底物，化合物 6d 特异性激活半胱天冬酶 3 剪切 HDAC6

接下来，研究人员探索了化合物 6d 诱导 HDAC6 剪切的潜在分子机制。在检测到化合物 6d 诱导的半胱天冬酶 3 明显激活后，研究人员评估了半胱天冬酶 3 是否参与了 HDAC6 的剪切。利用一种半胱天冬酶底物基序［DE（T/S/A）D］抗体来鉴定内源性 HDAC6 剪切水平，如图 3-11A 所示，该抗体在 15 μmol/L 化合物 6d 处理的 HCT116 细胞中仅识别～140 kDa 的切割带（以下简称 P140），而在 HCT116 细胞处理的中均不能识别 HDAC6 的全长（full length，FL）。此外，间接免疫荧光实验表明，在对照细胞中 HDAC6（绿色信号）和半胱天冬酶 3（红色信号）之间的共定位较少，而在化合物 6d 处理 2 小时和 4 小时的细胞中，它们之间的共定位信号明显增加（图 3-11B）。为了获得半胱天冬酶 3 是切割 HDAC6 的直接证据，研究人员使用外源蛋白 HDAC6 和具有酶活形式的半胱天冬酶 3 进行了体外切割实验。值得注意的是，与对照相比，半胱天冬酶 3 的活化形式，即剪切活化形式的半胱天冬酶 3，可以显著地将 HDAC6 全长切割成两个片段，分别为～140 kDa 长剪切带（P140）和～17 kDa 短剪切带（以下简称 P17）（图 3-11C）。最后，通过使用半胱天冬酶 3 抑制剂 Z-DEVD-FMK，分析其对化合物 6d 诱导的半胱天冬酶 3 激活和 HDAC6 剪切的影响。我们发现在化合物 6d 和 Z-DEVD-FMK 同时处理 HCT116 细胞时，HDAC6 的全长与单独使用化合物 6d 相比完全恢复（图 3-11D）。与此一致的是，本研究评估了半胱天冬酶 3 敲除对化合物 6d 诱导 HDAC6 剪切的影响，结果发现通过 siRNA 敲低半胱天冬酶 3 完全阻止化合物 6d 诱导的 HDAC6 剪切（图 3-11E）。重要的是，研究人员发现不同癌细胞系中，除了 MCF7 中没有缺失半胱天冬酶 3 以外，其他癌细胞系如 A549、U87、Hep3B、PANC-1 和 HCT116 均高表达半胱天冬酶 3，经过化合物 6d 处理后，半胱天冬酶 3 剪切形式在 A549、U87、PANC-1 和 HCT116 细胞中明显增强，而在 Hep3B 细胞中没有被剪切（图 3-11F）。同样，与未处理细胞相比，仅在化合物 6d 处理的 U87、A549、HCT116 细胞中观察到双 HDAC6 条带，而在 Hep3B 和 MCF7 细胞中无论处理或未处理，都没有出现剪切带（图 3-11F），表明化合物 6d 诱导的 HDAC6 剪切依赖于半胱天冬酶 3 的激活。综上所述，这些结果强烈表明半胱天冬酶 3 是一个 HDAC6 的剪切酶，化合物 6d 特异性地通过靶向 Bcl-2 诱导半胱天冬酶 3 激活，从而促进 HDAC6 发生剪切。

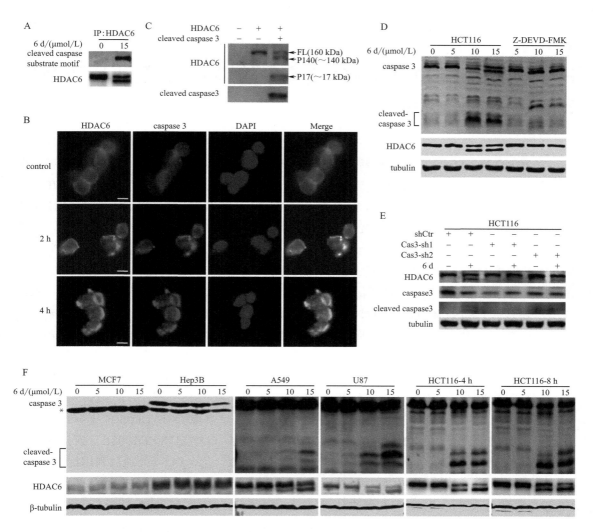

图 3-11 HDAC6 是半胱天冬酶 3 的一个新型底物，并且化合物 6d 通过激活半胱天冬酶 3 剪切 HDAC6
A. 化合物 6d 通过半胱天冬酶剪切 HDAC6。使用针对 HDAC6 抗体进行 IP，然后使用半胱天冬酶剪切的底物基序 ［DE（T/S/A）D］抗体识别半胱天冬酶剪切后的具有 C 端天冬氨酸残基的内源性蛋白；B. 化合物 6d 促进半胱天冬酶 3 的红色荧光信号积累以及半胱天冬酶 3 和 HDAC6 的共定位。HCT116 细胞与化合物 6d 孵育 12 小时后，固定、透化，并用 HDAC6 抗体（绿色）、半胱天冬酶 3 抗体（红色）和 DAPI（蓝色）染色。比例尺：10 μm；C. HDAC6 是半胱天冬酶 3 的直接底物。在体外剪切实验中，将外源表达重组蛋白 HDAC6 与剪切形式的半胱天冬酶 3（活化的半胱天冬酶 3）孵育 2 小时后，使用相应的抗体进行免疫印迹分析。FL：HDAC6 全长；P140：约 140 kDa 的 HDAC6 长剪切形式；P17：约 17 kDa 的 HDAC6 短剪切形式；D. 半胱天冬酶 3 抑制剂能够抑制化合物 6d 诱导的 HDAC6 剪切。利用化合物 6d 处理 HCT116 细胞 4 小时，然后将细胞在半胱天冬酶 3 抑制剂 Z-DEVD-FMK（20 μmol/L）进行处理，收集裂解液并用相应抗体进行免疫印迹分析。β 微管蛋白作为上样对照；E. 半胱天冬酶 3 缺失消除了化合物 6d 诱导的 HDAC6 剪切。将半胱天冬酶 3 shRNA 和 scramble shRNA 转染 HCT116 细胞，然后利用化合物 6d 处理转染细胞 4 小时后进行免疫印迹；F. 化合物 6d 诱导的 HDAC6 剪切依赖于半胱天冬酶 3 激活。不同癌细胞 MCF7（半胱天冬酶 3 缺失）、Hep3B、A549、U87 和 HCT116 在图示浓度的化合物 6d 中进行处理，然后使用相应抗体进行免疫印迹。"＊"表示非特异性条带

3.7

HDAC6 C 端 DMAD-S 基序中的 D1088 是半胱天冬酶 3 的蛋白水解位点

由于化合物 6d 能够诱导半胱天冬酶 3 剪切 HDAC6，推断 HDAC6 中存在一些潜在的半胱天冬酶 3 剪切位点。正如预期，通过生物信息学网站分析了 HDAC6 序列中可能存在的切割基序，并确定了两个主要的潜在半胱天冬酶 3 切割基序（DXXD），即 DTYD-S 和 DMAD-S，分别位于 N 端（169-172 aa）和 C 端（1085-1088 aa）（图 3-12A）。因此，为了验证这一预测结果，利用半胱天冬酶 3-Flag 和 HDAC6-HA（HA 标签蛋白在 HDAC6 的 C 端）质粒转染 HCT116 细胞，然后通过抗 HA/抗 Flag 抗体进行 Co-IP，并用抗 Flag 或抗 HA 抗体进行免疫印迹分析，以评估半胱天冬酶 3 对 HDAC6 的剪切作用。结果发现，无论抗 HA 还是抗 Flag 抗体 IP，免疫印迹中 HA 抗体只能检测到 HDAC6 FL 和 P17，而未检测到 P140（图 3-12B）。同样，与对照相比，化合物 6d 处理后促使 HDAC6 内源性 P17 和 P140 的高度富集，而其 FL 形式明显减少（图 3-12C）。因此，P17 可能是 HDAC6 被剪切的一个 C 端片段，而 P140 可能是一个 N 端片段，这表明化合物 6d 诱导的剪切发生在 HDAC6 C 端而不是 N 端。

为了检测 HDAC6 是否被半胱天冬酶 3 在 DTYD-S 位点或 DMADD-S 位点剪切，将全长 HDAC6（野生型）以及 D172 和 D1088 突变为谷氨酸（D172E 和 D1088E）或两者都突变为谷氨酸（D172E 和 D1088E）载体转染 HCT116 细胞，化合物 6d 处理后利用抗 HDAC6 或抗半胱天冬酶 3 抗体进行免疫印迹检测。结果发现，在野生型和 D172E 组中出现 HDAC6 FL 蛋白以及低水平的 P140 剪切蛋白，而 D1088E 和 D172E/D1088E 组则没有剪切形式的 P140 存在（图 3-12D）。同样，半胱天冬酶 3 在化合物 6d 处理的所有转染组中都被显著激活，这表明半胱天冬酶 3 在 D1088 位点剪切 HDAC6。据报道，HDAC6 通过其泛素结合域，即锌指泛素结合域（zinc-finger ubiquitin binding domain，BUZ）与泛素化蛋白聚集体结合并清除泛素化蛋白聚集体。为了探究化合物 6d 诱导 HDAC6 剪切是否会影响泛素化蛋白的积累，分别利用 HDAC6 的野生型、D172E、D1088E 或 D172E/D1088E 载体转染 HCT116 细胞，然后利用抗泛素抗体或抗 k48 特异性泛素抗体进行免疫印迹。有趣的是，在化合物 6d 存在时，野生型 HDAC6 和 D172E 的表达导致显著的泛素化蛋白积累，伴随着 HDAC6 发生明显剪切和 LC3B 积累，尤其是 k48 连接的泛素化蛋白。相反，D1088E 和 D172E/D1088E 突变体在暴露于该化合物后减弱了总泛素化蛋白、k48 连接的泛素化蛋白或 LC3B 的积累（图 3-12E），表明 HDAC6 D1088 位点剪切失去了结合和清除泛素化蛋白聚集体的能力。综上所述，这些结果表明化合物 6d 激活的半胱天冬酶 3 在 D1088 位点特异性剪切 HDAC6，最终导致泛素化蛋白聚集体的积累。

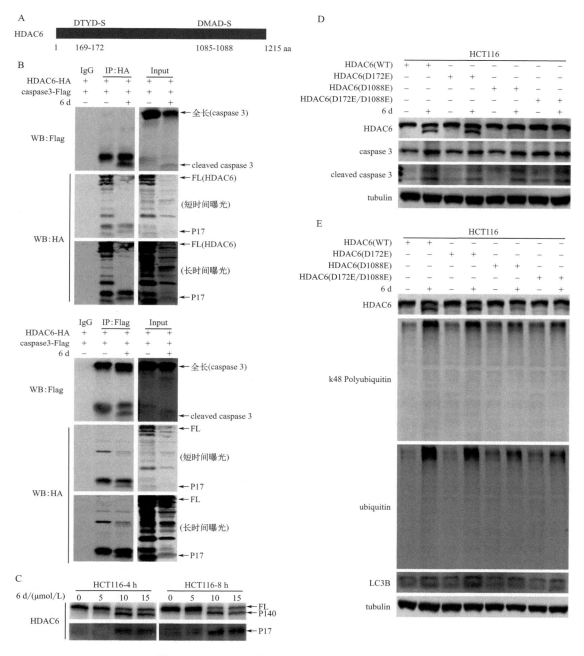

图 3-12　caspase 3 剪切 HDAC6 的位点位于 D1088

A. HDAC6 中潜在的半胱天冬酶 3 剪切位点；B. 半胱天冬酶 3 剪切 HDAC6 的位点位于 C 端。将 HDAC6-HA（HA 标签位于 HDAC6 的 C 端）和半胱天冬酶 3-Flag（Flag 标签位于半胱天冬酶 3 的 C 端）共转染 HCT116 细胞，化合物 6d 处理转染细胞后，利用 HA 或 Flag 抗体进行 IP，通过相应一抗进行免疫印迹分析；C. 内源性 HDAC6 被剪切成约 140 kDa 和 17 kDa 的片段。HCT116 细胞分别暴露于图示浓度的化合物 6d 4 小时和 8 小时，随后对裂解蛋白进行免疫印迹分析；D. 化合物 6d 在 C 端的 D1088 位点剪切 HDAC6。转染野生型或突变型 HDAC6 质粒的 HCT116 细胞经化合物 6d 处理后，检测总细胞裂解液中的 HDAC6、半胱天冬酶 3、剪切的半胱天冬酶 3 和微管蛋白；E. HDAC6 的 D1088 位点突变减弱化合物 6d 诱导的 K48 连接的泛素化蛋白和 LC3B 积累。转染细胞暴露于化合物 6d 后，使用抗泛素、特异性抗 K48 连接的泛素和抗 LC3B 抗体进行免疫印迹分析

3.8
小结

  细胞自噬（autophagy）是一种高度保守的依赖于溶酶体的降解过程，会造成细胞内蛋白质复合物和细胞器的降解，在维持细胞物质代谢、内环境稳定及基因组完整性等方面起重要作用。最近的研究中发现自噬功能的紊乱会引发机体多种疾病，尤其在人类多种肿瘤发生发展中的各个阶段均扮演着重要角色。根据自噬发生过程中参与分子的不同可以将自噬分为巨自噬（macroautophagy）、微自噬（microautophagy）和分子伴侣介导的自噬（chaperone-mediated autophagy，CMA）。其中巨自噬是自噬的经典途径，这一进程的核心机制是通过形成一个双层膜包裹的囊泡——自噬体，随后自噬体与溶酶体融合，形成自噬溶酶体降解其中包裹的内容物。自噬最终降解产物主要包括糖类、氨基酸、脂肪酸和核苷酸，这些物质被再次运送到细胞质中供代谢和修复利用。细胞自噬过程由一系列信号通路高度调控，正常条件下，细胞利用低水平基础自噬调控细胞内物质的更新，维持细胞内环境的稳态。在营养、能量缺乏或受到氧胁迫等应激情况下，自噬水平在短时间内剧烈升高，触发诱导自噬。诱导自噬是细胞应对外界刺激的一种保护反应。

  自噬体形成过程中涉及保守基因（autophagy-related genes，ATGs）的参与，此过程大致可以分为激活、自噬泡的核心形成、自噬泡膜的延伸、自噬溶酶体的形成及底物降解。自噬起始主要发生于自噬起始分子 ULK1（酵母中 Atg1 的同源物）磷酸化激活，该蛋白为自噬泡形成所必需的一种蛋白激酶，ULK1 失活时导致 LC3-Ⅱ 不能形成，使自噬发生受阻。ULK1 以复合物的形式发挥作用，该复合物中除 ULK1 外，还包括 ULK2、Atg13、FIP200（一种与黏着斑激酶 FAK 相互作用的蛋白）和 Atg101，该复合物被激活后，能够继续激活由 VPS34、ATG14、p63 和 AMBRA1 组成的第Ⅲ类 PI3K 复合体，该复合体被肿瘤抑制因子 Beclin 1 所支撑。Beclin 1 通过与 Vps34 和 Vps15 形成 Beclin 1-Vps34-Vps15 复合体，该复合体进一步和 Atg14 结合形成 Atg14-Vps34-Vps15-Beclin 1 复合物，定位于自噬原核形成位置参与自噬起始。自噬泡的形成是整个自噬过程的核心步骤，多种 Atg 蛋白被招募到自噬发生位置，并通过这些蛋白之间的相互作用严格调控自噬泡的形成。在自噬泡形成过程中，Atg12-Atg5-Atg16 和 LC3 两类类泛素化结合系统与隔离膜的形成密不可分。在 Atg12-Atg5-Atg16 系统中，Atg12 被类 E1 泛素结合酶 Atg7 活化，随后被传递给类 E2 泛素转移酶 Atg10，接着被传递给 Atg5 并形成 Atg12-Atg5 复合体。当发生自噬时，Atg12-Atg5 进一步与 Atg16 形成 Atg12-Atg5-Atg16 复合体，参与 LC3-Ⅱ 的形成过程，最终促进自噬体膜的延伸。大量关于自噬研究报道中，以 LC3-Ⅱ 的形成作为自噬发生的标志物。LC3 最初以前体的形式被合成，之后被 Atg4 识别并发生剪切，暴露出甘氨酸残基形成 LC3-Ⅰ。LC3-Ⅰ 形成后，分布于细胞质中被 Atg7 活化，活化后的 LC3-Ⅰ 被继续传递给 Atg3，在 Atg12-Atg5-Atg16 复合体作用下连接上一个磷脂酰乙醇胺（phosphatidylethanolamine，PE）分子，形成具有膜结合能力的 LC3-Ⅱ。脂质化的 LC3-Ⅱ插入到自噬体膜上，通过与自噬受体蛋白 p62/SQSTM 的 LC3 作用序列（LC3-interacting region，LIR）相互作用形成复合体；同时，p62 利用其 C 端泛素结合结构域（ubiquitin-associated domain，UBA）与泛素化蛋白底物结合，进而被包裹入自噬泡。进入自噬泡的底物在溶酶体相关膜蛋白（lysosome-asso-ciated membrane proteins，LAMP1/2）的帮助下，与溶酶体发生融合，并在溶酶体内发生降解。

本研究发现小分子抑制剂化合物 6 能够诱导 LC3-Ⅱ表达增加、LC3-Ⅰ表达下降，暗示该抑制剂能够诱发自噬的发生。同时，本研究检测了小分子抑制剂化合物 6d 对自噬相关蛋白 Atgs 的表达水平的影响，发现 Atg3、7 和 16 表达明显上调，表明该抑制剂能够激活结肠癌细胞发生自噬。另外，LC3-Ⅱ表达增加还可能由于自噬流被阻断而抑制 LC3-Ⅱ降解，导致 LC3-Ⅱ积累。因此，本研究利用 mcherry-EGFP-LC3Ⅱ双标系统检测小分子抑制剂化合物 6d 对自噬流的影响，结果发现转染双标系统的结肠癌 HCT116 细胞内有大量的黄色荧光信号，暗示小分子抑制剂化合物 6d 能够明显抑制自噬体和溶酶体的融合，阻断自噬流。基于上述研究，我们发现小分子抑制剂化合物 6d 能够激活自噬信号通路，但是在后期自噬流发生过程中，能够阻断自噬体和溶酶体的融合。自噬体和溶酶体的融合是一个复杂而有序的过程，是自噬过程中的一个重要节点，是底物降解过程的必需条件。然而该过程的分子机理目前还不是很清楚，并且需要大量的蛋白参与调控该过程。

近来研究报道发现 HDAC6 能够通过调控肌动蛋白的乙酰化水平控制自噬体与溶酶体的融合，进而影响细胞内蛋白聚集体的清除。在敲除了 HDAC6 基因的细胞中自噬体和溶酶体不能融合，并且细胞内异常蛋白聚集增多引发细胞死亡，证明 HDAC6 是联系泛素蛋白酶体（ubiquitin-proteasomes，UPS）途径和自噬-溶酶体（autophagy-lysosome parthway，ALP）途径的关键因素。HDAC6 通过这两种功能调控了细胞内部异常蛋白的降解过程。由于 HDAC6 蛋白结构的特殊性，使得 HDAC6 既可结合单一或多聚泛素链，又可与两个缔结蛋白 p97/VCP 和磷脂酶 A2 激活蛋白形成复合物。在正常情况下，HDAC6-p97/VCP 缔结成无活性的复合物。当 HDAC6 结合到单一或多聚泛素链后，一方面使泛素链更新下降，稳定泛素化结构，并发挥"面罩"功能，阻碍泛素化底物蛋白被 UPS 识别，促使其在细胞内聚集；另一方面，可释放 p97/VCP，后者具有"解离酶"活性，不仅能可逆地提取绑缚于泛素蛋白上的 HDAC6，使底物蛋白被 UPS 加工降解，还可裂解 HSP90-HSF1 复合物，导致了 HSF1 的释放，随后释放的 HSF1 被激活，诱导了主要分子伴侣的表达。这些主要细胞分子伴侣可与错误折叠蛋白结合帮助它们再折叠或者被 UPS 降解，从而减少了有毒性蛋白聚集体的产生，这也被称为"热休克基因反应环路"。所以，HDAC6 过表达将有利于泛素化蛋白在细胞内的聚集，而 p97/VCP 浓度的增加将加速这些蛋白的降解过程，这两者决定了泛素化蛋白的命运，精确调控了细胞内部的动态平衡。然而，当错误折叠蛋白发生聚集而导致它们的结构过大不能进入到 26S 蛋白酶体中被 UPS 途径降解时，就将会被 HDAC6 介导形成 aggresome，运输到自噬溶酶体中发生降解。HDAC6 有两个完整的去乙酰化催化反应功能区，决定了其可以使不同底物去乙酰化。在体内，HDAC6 介导非组蛋白的去乙酰化，包括 α 微管蛋白、热休克蛋白 90（HSP90）和皮动蛋白（cortactin）。干扰 HDAC6 致使皮动蛋白乙酰化水平增加，阻碍了细胞骨架蛋白的聚集和排列，导致自噬泡、溶酶体和 aggresome 三者的融合障碍，致使异常蛋白大量沉积，导致蛋白毒性诱发细胞死亡。

在深入探究小分子抑制剂化合物 6d 阻碍自噬体和溶酶体融合的分子机制过程中发现，化合物 6d 处理结肠癌细胞后能够明显诱导 HDAC6 被剪切为两条条带，并且导致该蛋白质表达水平下降。在随后寻找使 HDAC6 发生剪切的酶中发现，在缺失半胱天冬酶 3 表达的乳腺癌细胞 MCF7 中，HDAC6 没有被剪切，其表达量也没有发生剪切。另外，在小分子抑制剂化合物 6d 处理肝癌细胞 Hep3B 后，半胱天冬酶 3 没有被剪切激活，同时，HDAC6 也没有被剪切，蛋白表达水平也没有明显变化，推断 HDAC6 可能是半胱天冬酶 3 的一个下游剪切底物。为了证明该推断，利用靶向半胱天冬酶 3 的小分子抑制剂和针对半胱天冬酶 3 的 siRNA 处理细胞后发现 HDAC6 没有被剪切，进一步证明了 HDAC6 确实是半胱天冬酶 3 的下游剪切底物。随后本研究发现当 HDAC6 被剪切后，α 微管蛋白的乙酰化上升、组蛋白 H3 的乙酰化说明 HDAC6 的去乙酰化酶活性被抑制，并且是引起 HDAC6 发生特异性剪切的抑制剂。本研究进一步对以上科学问题进行探索，在上一部分研究中发现小分子抑制剂化合物 6d 能够下调 Bcl-2 表达量，上调 Bax 表达量，随后通过释放细胞色素 c 引发半胱天冬酶 3 发生剪切而被激活。大量研究报道发现，Bcl-2 不仅发挥抗凋亡蛋白的作用，而且能够通过与 Beclin 1 相互作用抑制自噬的激活。本研究利用小分子抑制剂化合物 6d 处理结肠癌细胞后，通过免疫共沉淀检测发现该抑制剂能够减弱 Bcl-2 与 Beclin 1 的相互作用，推断化合物 6d 通过靶向抑制 Bcl-2 激活线粒体凋亡信号通路，导致半胱天冬酶 3 发生剪切，激活的半胱天冬酶 3 剪切下游 HDAC6，使 HDAC6 的去乙酰化酶活力丧失，导致自噬体和溶酶体不能融合，泛素化蛋白底物的降解受到阻碍，积累大量的有毒有害泛素化蛋白，使癌细胞感受到应急反应，激活凋亡信号。但是，小分子抑制剂化合物 6d 诱导半胱天冬酶 3 剪切 HDAC6 的分子机理如何？化合物 6d 影响结肠癌细胞自噬流阻断的详细分子机制如何？在今后的研究中，本实验室将着重围绕这些科学问题展开详细研究。

4

新型靶向自噬流小分子抑制剂化合物 7h 抑制三阴性乳腺癌细胞增殖的分子机制

4.1
概述

乳腺癌（breast cancer，BC）作为全球女性癌症死亡的第二大原因，已经成为一个重要的关注焦点。三阴性乳腺癌（triple-negative breast cancer，TNBC）是乳腺癌中最具侵袭性的亚型，每年有超过 20 万女性被诊断为此病。在接受常规化疗后，许多患者仍然预后不良，早期复发率高。此外，传统的化疗对晚期 TNBC 患者的治疗效果大多不佳。因此，开发能够改善 TNBC 患者临床治疗的新型疗法至关重要。

DNA 损伤可以由多种内源性和外源性因素引起，例如在细胞代谢过程中产生的 ROS 和复制相关的错误，以及电离辐射和化疗药物等。哺乳动物细胞已经进化出多种修复系统来应对不同类型的 DNA 损伤，以维持基因组的完整性。双链断裂（double-strand break，DSB）通常被认为是最危险的 DNA 损伤形式，因为 DNA 的两条链都被破坏，修复困难，且可能丢失遗传信息。快速准确地传递 DNA 损伤信号对 DNA 修复过程至关重要，如果 DSB 被错误修复或未修复，在某些条件下会触发细胞周期停滞和凋亡。

最近研究报道发现自噬在 DNA 损伤修复过程中发挥着重要作用，自噬是一种被严格调控且保守的蛋白质降解途径，通过该途径将受损的蛋白质和细胞器运送到溶酶体进行消化。自噬相关蛋白 p62 通过影响染色质的泛素化修饰，介导了自噬对 DNA 损伤修复的调控作用，使 DNA 修复蛋白无法被招募到 DSBs 部位，导致 DNA 不能被修复。最终，DNA 修复缺陷导致 DSBs 积累，从而引发细胞周期停滞和凋亡。这表明由于自噬阻断引起的 DNA 修复缺陷可能是肿瘤治疗的新靶点。然而，目前还没有药物能够通过抑制自噬和 DNA 修复过程来阻止 TNBC 的生长。因此，探索靶向自噬和 DNA 损伤反应（DNA damage response，DDR）过程的新型治疗药物以抑制 TNBC 细胞的增殖，或与其他抗癌药物联合使用，从而提高治疗 TNBC 的效果，并减少副作用，为乳腺癌的治疗策略提供新的见解。

本章我们主要介绍苯并咪唑衍生物化合物 7h 的合成、化合物 7h 抑制 TNBC 细胞的体内/外活性、化合物 7h 在调控 TNBC 细胞周期和凋亡中的作用以及化合物 7 抑制 TNBC 细胞增殖的分子机制等。

4.2
小分子抑制剂化合物 7h 的合成

如图 4-1 所示，融合苯并咪唑-咪唑衍生物是由咪唑-4，5-二羧酰胺（I45DCs）开始，通过三步反应在温和条件下合成。首先，将酰氯与 Boc-苯二胺反应生成化合物 3；然后，化合物 3 在室温下与各种胺反应过夜，去除溶剂后得到中间体 5a-n；随后，在微波加热条件下，使用 10％三氟乙酸（TFA）/二氯乙烷（DCE）一锅法进行去保护和环化反应，得到不同产率的最终化合物 7a-n。

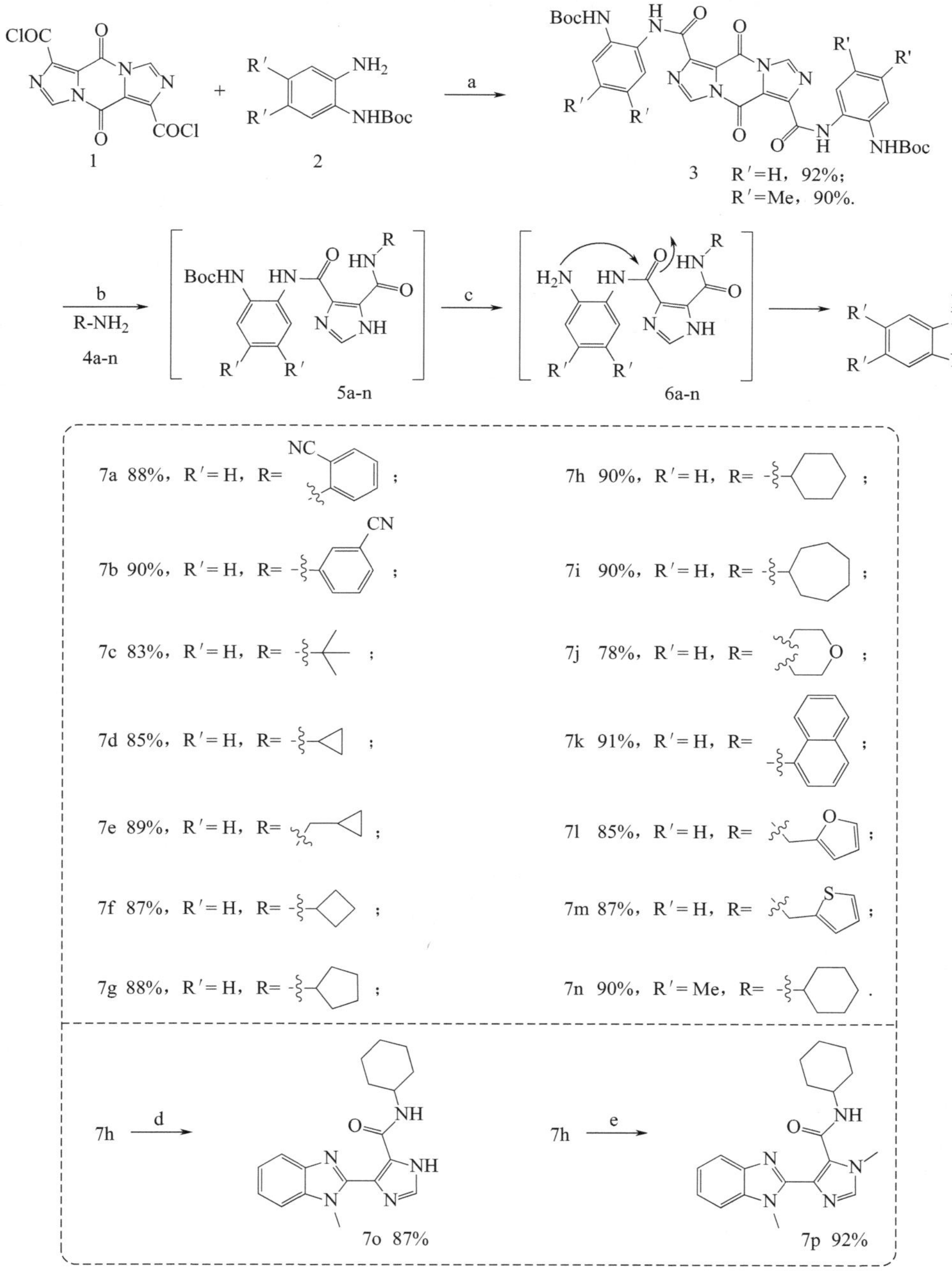

图 4-1　融合苯并咪唑-咪唑衍生物 7a-n 的合成

（a）N,N-二乙基苯胺与二氯甲烷（DCM）于 78℃反应 5 小时；（b）与 DCM 室温反应过夜；（c）与 10％TFA/DCE 进行微波加热，120℃ 10 分钟；（d）与 K_2CO_3、1.1 当量 MeI、DMF 在 120 ℃反应 6 小时；（e）与 K_2CO_3、2.2 当量 MeI、N,N-二甲基酰胺（N,N-dimethylformamide，DMF）在 120 ℃继续反应 6 小时

4.3
化合物 7h 抑制三阴性乳腺癌细胞活力和增殖

本研究首先测试所合成类似物对 MDA-MB-231 细胞的抑制活性，IC_{50} 结果如表 4-1 所示：与化合物 7n、7o 和 7p 相比，发现化合物 7h 是抑制 MDA-MB-231 增殖的最优化合物。表 4-1 中的实验结果表明 N—H 键在 7h 抑制乳腺癌细胞增殖中起到了关键作用。同样，细胞生长曲线结果发现化合物 7h 以时间和剂量依赖性方式有效抑制了 TNBC 细胞的活力（图 4-2A），通过显微镜细胞计数实验发现化合物 7h 显著抑制了 TNBC 细胞的增殖（图 4-2B 和图 4-2C）。另外，克隆形成实验结果显示暴露于化合物 7h 的细胞表现出显著的存活抑制作用，克隆数量减少，体积变小（图 4-2D 和图 4-2E）。此外，免疫荧光分析显示，与对照组相比，化合物 7h 处理的细胞中 Ki67 阳性细胞比例显著降低（图 4-3A 和图 4-3B）。上述结果表明化合物 7h 在 TNBC 细胞中具有显著抑制生长的作用。

表 4-1　化合物 7a-p 抑制三阴性乳腺癌细胞 MDA-MB-231 增殖的活力测定

化合物	细胞水平抑制作用 IC_{50}/(μmol/L)
7a	34.2±3.12
7b	24.9±2.59
7c	＞40
7d	35.2±4.16
7e	33.1±2.46
7f	33.8±2.83
7g	20.58±2.09
7h	8.3±1.05
7i	＞40
7j	＞40
7k	34.8±2.64
7l	22.16±1.86
7m	35.1±3.74
7n	35.6±3.23
7o[b]	36.8±4.59
7p[b]	＞40

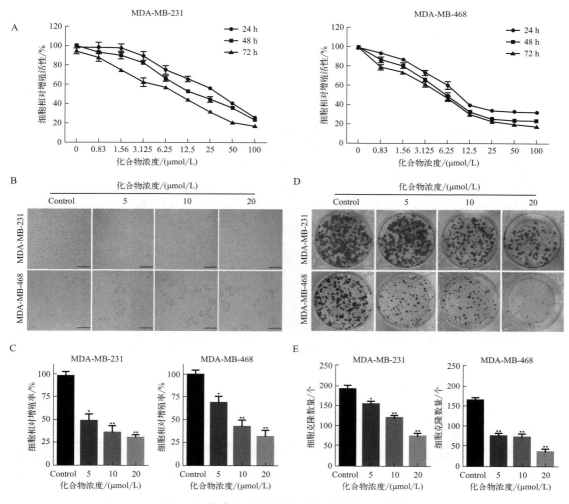

图 4-2　化合物 7h 抑制 TNBC 细胞活力和增殖

A. 化合物 7h 以时间和剂量依赖性抑制 TNBC 细胞活力；B、C. 显微镜下细胞计数实验显示化合物 7h 显著抑制 TN-BC 细胞增殖；D、E. 化合物 7h 显著抑制克隆数量和大小

4.4
化合物 7h 促使三阴性乳腺癌细胞周期阻滞于 S 期

为了深入探讨化合物 7h 在 TNBC 细胞中抗增殖活性的潜在机制，对 7 h 处理的 TNBC 细胞进行细胞周期分析。如图 4-3C 和图 4-3D 所示，流式细胞术结果表明，化合物 7h 在 MDA-MB-231 和 MDA-MB-468 细胞中诱导细胞周期阻滞于 S 期。为了进一步确认该抑制剂对细胞周期的阻滞作用，利用免疫印迹分析 7 h 对 S 期相关蛋白水平的影响，结果发现暴露

于化合物 7h 的细胞中，cyclin A、cyclin B、CDK1 和 CDK2 蛋白水平下降，而 p21 蛋白水平以及 CHK1（ser345）和 CHK2（ser68）磷酸化水平以剂量依赖性增加（图 4-3E），这表明化合物 7h 处理后 DNA 发生损伤。综上所述，化合物 7h 可能通过诱导 DNA 损伤，阻滞细胞周期于 S 期，从而部分抑制细胞增殖。

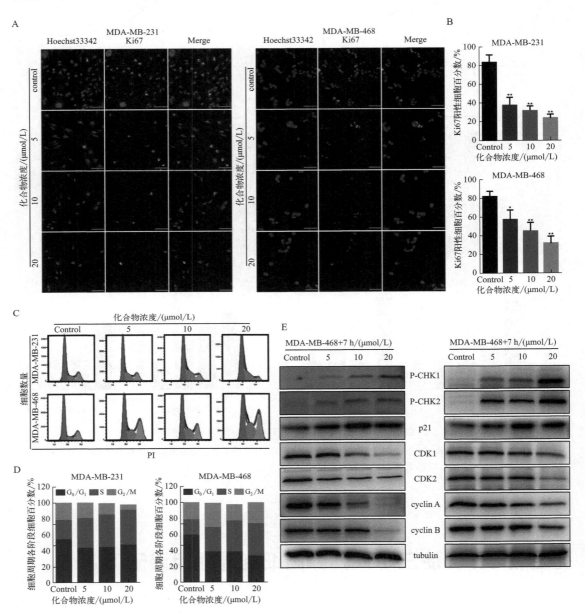

图 4-3　化合物 7h 抑制 TNBC 细胞中 Ki67 阳性细胞比例、诱导 TNBC 细胞阻滞于 S 期

A、B. 化合物 7h 显著降低 Ki67 阳性细胞的比例；C、D. 流式细胞术结果表明化合物 7h 诱导 MDA-MB-231 和 MDA-MB-468 细胞中诱导细胞周期阻滞于 S 期；E. 免疫印迹分析化合物 7h 对细胞周期相关蛋白水平的影响

4.5
化合物 7h 诱导线粒体介导的内部凋亡信号通路

为了探究化合物 7h 在调控凋亡中的作用，将 MDA-MB-231 和 MDA-MB-468 细胞暴露于化合物 7 h 48 小时后，通过流式细胞术进行 Annexin V-FITC/PI 分析。如图 4-4A 和图 4-4B 所示，流式细胞术分析结果显示化合物 7h 能够显著诱导 TNBC 细胞发生凋亡，并呈剂量依赖性显著增加晚期凋亡细胞的比例。随后，分析了化合物 7h 对线粒体膜电势（$\Delta\varphi_m$）和完整性的影响，结果发现化合物 7h 处理后近 50% 的 MDA-MB-231 和 MDA-MB-468 细胞 $\Delta\varphi_m$ 下降（图 4-4C 和图 4-4D），这意味着化合物 7h 诱导的凋亡可能与线粒体膜的 $\Delta\varphi_m$ 降低有关。同样，免疫印迹分析发现化合物 7h 处理导致 TNBC 细胞中抗凋亡蛋白 Bcl-2 减少，而促凋亡蛋白如 Bak、Bim 和 Bax 的表达呈剂量依赖性升高。此外，在化合物 7h 处理后，观察到细胞色素 c、半胱天冬酶 3、半胱天冬酶 9 和 PAPR 剪切水平在 MDA-MB-231 和 MDA-MB-468 细胞中呈剂量依赖性升高（图 4-4E）。更有趣的是，当化合物 7h 与针对半胱天冬酶的抑制剂 Z-VAD-FMK 共同处理时，可以部分挽救由化合物 7h 诱导的细胞凋亡（图 4-4F）。综上所述，这些数据表明化合物 7h 通过激活线粒体依赖的凋亡途径而诱导 TNBC 细胞发生凋亡。

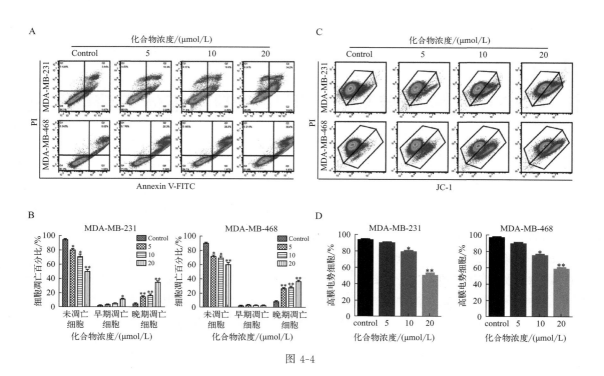

图 4-4

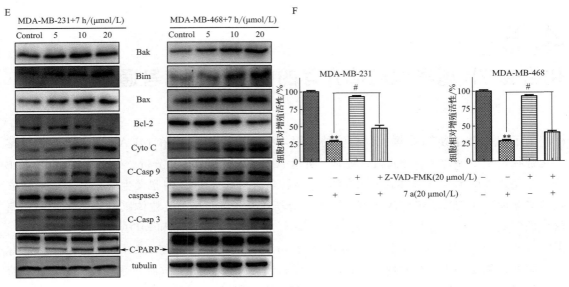

图 4-4　化合物 7h 通过降低 $\Delta\varphi_m$ 诱导 MDA-MB-231 和 MDA-MB-468 细胞
发生线粒体依赖的内部凋亡信号途径

A. 不同浓度化合物 7h 处理 MDA-MB-231 和 MDA-MB-468 细胞 48 小时后，收集细胞并进行 Annexin-V/PI 染色。Q4 [Annexin-V（−）/PI（−）]、Q3 [Annexin-V（＋）/PI（−）] 和 Q2 [Annexin-V（＋）/PI（＋）] 象限分别表示正常、早期凋亡和晚期凋亡细胞的群体；B. 直方图表示存活细胞、早期凋亡细胞和晚期凋亡细胞的百分比；C. 不同浓度化合物 7h 处理细胞后，通过 JC-1 染色和流式细胞仪确定 $\Delta\varphi_m$；D. 直方图显示高 $\Delta\varphi_m$（存活）和低 $\Delta\varphi_m$（凋亡）的细胞百分比；E. 蛋白质印迹法分析凋亡相关蛋白如 Bak、Bax、Bim、Bcl-2 和细胞色素 c，以及剪切形式的半胱天冬酶 3、半胱天冬酶 9 和 PARP 的表达。β 微管蛋白用作加载对照；F. 利用化合物 7h（20 $\mu mol/L$）单独或与凋亡抑制剂 Z-VAD-FMK（20 $\mu mol/L$）联合处理 MDA-MB-231 和 MDA-MB-468 细胞 48 小时后，通过 MTT 法检测细胞存活率的百分比

4.6
化合物 7h 诱导自噬激活，但是抑制自噬体和溶酶体的融合

自噬在癌细胞承受外界压力条件下维持其生存中发挥着至关重要的作用，并且可能介导癌细胞对化疗、放疗和靶向药物的耐受性，基于此，本研究探究化合物 7h 是否影响 TNBC 自噬过程。值得注意的是，在暴露于化合物 7h 的两种 TNBC 细胞中，促进自噬标志物 LC3B-Ⅰ转换为 LC3B-Ⅱ，表现出剂量和时间依赖性，这表明化合物 7h 处理后自噬被激活（图 4-5A、图 4-5B 和图 4-5C）。接着，研究分析了化合物 7h 对自噬流进程的影响，结果显示化合物 7h 导致 TNBC 细胞中 p62（一种标志自噬体与溶酶体融合的标志物）积累（图 4-5C、图 4-6E、图 4-6F 和图 4-6G）。为了确认化合物 7h 是否能够诱导自噬流的阻滞，研究人员将对 pH 敏感的双标质粒 Mcherry-GFP-LC3B 转染到结直肠癌细胞系 HCT116 中，以检查自噬体和溶酶体的融合效率。如图 4-5D 和图 4-5E 所示，与对照组相比，在处理 12 小时后，

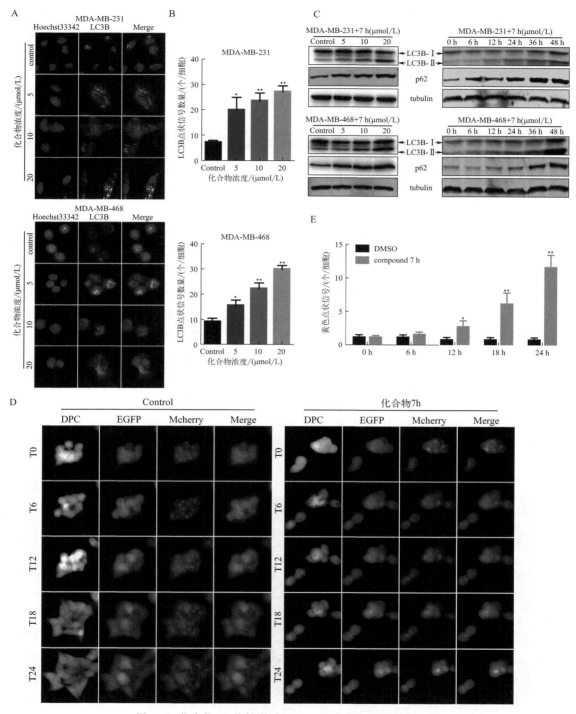

图 4-5　化合物 7h 能够激活 TNBC 细胞自噬并抑制自噬流

A、B：免疫荧光分析化合物 7h 对 MDA-MB-231 和 MDA-MB-468 细胞中 LC3B 含量的影响；C. 免疫印迹法分析化合物 7h 对 MDA-MB-231 和 MDA-MB-468 细胞中 LC3B 和 p62 蛋白水平的影响，β 微管蛋白作为上样对照；D、E. 化合物 7h 对 HCT116-mCherry-GFP-LC3 细胞中自噬体和溶酶体融合的影响。黄色荧光表示自噬小体，而红色信号代表酸性自噬溶酶体。比例尺为 100 μm

化合物 7h 处理的 HCT116 细胞中黄色荧光信号数量显著增加，表明自噬体与溶酶体融合阻滞促进自噬体的积累。总之，这些数据表明化合物 7h 一方面促进自噬激活，另一方面导致了自噬流阻断。

4.7
化合物 7h 通过抑制自噬流激发 DNA 损伤应激反应，阻碍 DNA 修复作用

多项研究表明，自噬在调节 DNA 损伤修复过程中起着重要作用，严重的 DNA 损伤能够诱导内源性和外源性凋亡途径。为了检测化合物 7h 是否通过阻断自噬流影响 DNA 损伤和修复过程，我们通过免疫荧光实验检测化合物 7h 在诱导 MDA-MB-231 和 MDA-MB-468 细胞中 DNA 损伤情况。如图 4-6A 和图 4-6B 所示，化合物 7h 处理的 TNBC 细胞核中聚集了大量的 DNA 双链断裂标志物 γH2AX（磷酸化的组蛋白 H2AX），而对照组中未见此现象；同样，免疫印迹结果显示化合物 7h 处理后 γH2AX 水平显著增加，并呈剂量依赖性（图 4-6C 和图 4-6D）：表明化合物 7h 可能导致 TNBC 细胞中 DNA 双链断裂。为了确定化合物 7h 是否诱导 DNA 损伤反应（DNA damage response，DDR），我们分析了 DNA 损伤标志物 ATM、NBS1 和 SMC1 的磷酸化/激活情况。免疫印迹结果显示化合物 7h 处理后 ATM、NBS1 和 SMC1 的磷酸化水平显著增加，提示化合物 7h 诱导 DDR（图 4-6C 和图 4-6D）。

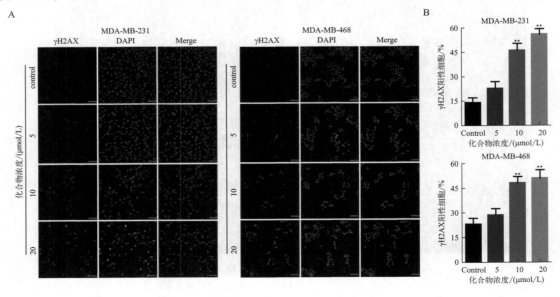

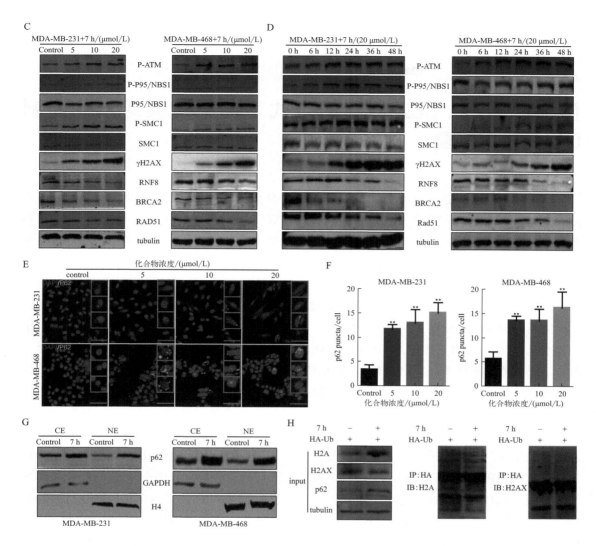

图 4-6　化合物 7h 依赖于 p62 降低 H2A 泛素化水平，激活 DDR 信号级联反应而抑制 DNA 修复过程

A、B. 免疫荧光检测 DSBs 标志物 γH2AX 信号（组蛋白 H2AX 磷酸化），比例尺：100 μm；C、D. 不同浓度化合物 7h 处理不同时间后对 DNA 损伤和修复蛋白水平的影响，β 微管蛋白作为上样对照；E、F. 免疫荧光分析 TNBC 细胞中 p62 的荧光信号，利用 DAPI（4,6-二脒基-2-苯基吲哚）进行细胞核染色；G. 免疫印迹法检测 p62 在细胞核与细胞质之间的分布，组蛋白 4（histone 4，H4）代表核蛋白，而甘油醛-3-磷酸脱氢酶（GAPDH）表示细胞质蛋白；H. 化合物 7h 依赖于 p62 减少 H2A 的泛素化。将 HA 标记的泛素（ubiquitin，Ub）转染入 HEK293T 细胞，然后利用 20 μmol/L 化合物 7h 处理细胞 24 小时。HA-Ub 通过 anti-HA 抗体进行免疫沉淀，利用 anti-H2A/H2AX 抗体检测泛素化的 H2A/H2AX

为了评估化合物 7h 是否影响 TNBC 细胞中的 DNA 修复过程（DNA repair，DR），研究人员检测了 BRCA2 和 RAD51 的表达水平。结果显示化合物 7h 呈剂量依赖性显著降低这两种蛋白的表达水平（图 4-6C 和图 4-6D），说明化合物 7h 可能导致 DNA 修复过程缺陷。综上所述，这些数据表明，化合物 7h 通过抑制自噬流，促进 TNBC 细胞中 DNA 双链断裂和 DDR 激活，同时显著降低 DNA 修复蛋白 BRCA2 和 RAD51 表达，暗示化合物 7h 通过抑

制自噬流对 DNA 损伤和修复过程产生影响。

4.8

化合物 7h 以 p62 依赖的方式下调染色质泛素化抑制 DNA 损伤修复

有研究显示，核定位 p62 的清除受阻是 DNA 修减弱的原因之一。自噬流受阻诱导核内 p62 积累，促进核内 RAD51 蛋白酶体降解，导致 RAD51 水平降低。为了分析化合物 7h 调节 DNA 修复过程的分子机制是否依赖于核定位 p62，我们评估了 p62 在细胞核和细胞质中的蛋白水平。如图 4-6E 和图 4-6F 所示，p62 蛋白绿色荧光信号在 MDA-MB-231 和 MDA-MB-46 细胞核中呈剂量依赖性积累，免疫印迹分析发现细胞核和细胞质中的 p62 显著增加（图 4-6G）。这些结果表明，化合物 7 促使 p62 在细胞质和细胞核中的积累。

随后，研究人员检测了 RAD51 的水平，以探索核内积累的 p62 对其蛋白水平影响。结果显示化合物 7h 处理后使 RAD51 呈现时间和剂量依赖性下降（图 4-6C 和图 4-6D）。由于核内 p62 积累对染色质泛素化和 DNA 修复相关蛋白向 DNA 损伤位点的招募具有负调控作用，研究人员接着进行了免疫印迹分析，检测了 E3 泛素连接酶 RNF8 的水平。化合物 7h 处理后，TNBC 细胞中 BRCA2、RAD51 和 RNF8 的表达显著降低（图 4-6C 和图 4-6D）。据报道，RNF8 和 RNF168 催化的 H2A/H2AX 泛素化对于 DSB 反应通路下游调节因子的招募至关重要。因此，研究人员分析了 H2A/H2AX 泛素化是否受 RNF8 E3 连接酶减少的影响。正如预期，DNA 损伤诱导的 H2A 多泛素链形成显著减少，但 H2AX 的泛素化未受影响（图 4-6H）。这些数据表明，化合物 7h 通过抑制 DNA 修复蛋白向 DSB 位点的招募，使 DNA 损伤不能被修复。综上所述，化合物 7h 诱导的 p62 增加抑制了 RNF8 介导的 H2A 多泛素化，进而抑制 BRCA2 和 RAD51 等下游因子向 DNA 损伤位点招募，阻碍 DNA 修复过程，暗示化合物 7h 是一种潜在的 DNA 损伤激活剂和 DNA 修复抑制剂，最后诱导细胞周期停滞和凋亡。

4.9

化合物 7h 具有显著的小鼠体内抑制三阴性乳腺癌细胞增殖能力

基于化合物 7h 能够有效引发 DNA 损伤并抑制 DNA 修复，我们进一步分析化合物 7h 在体内抑制肿瘤形成的效果。如图 4-7A 所示，化合物 7h 给药小鼠中的肿瘤大小小于对照组小鼠肿瘤。重要的是，与对照组小鼠相比，5 mg/kg 和 15 mg/kg 浓度的化合物 7h 处理小鼠 24 天后，以剂量依赖的方式显著抑制 TNBC 肿瘤的生长（图 4-7B 和图 4-7C）。同样，苏木精-伊红（H&E）染色和免疫组织化学结果显示，细胞增殖关键标志物 Ki67 显著减少（图 4-7D 和图 4-7E）。接下来，对肿瘤组织进行了免疫印迹分析，结果发现化合物 7h 呈浓度依赖性上调 LC3B-Ⅱ、p62、γH2AX 和剪切形式的 PARP（图 4-7F）。这些结果共同提供了令人信服的药理学证据，表明化合物 7h 具有抗 TNBC 的潜力。

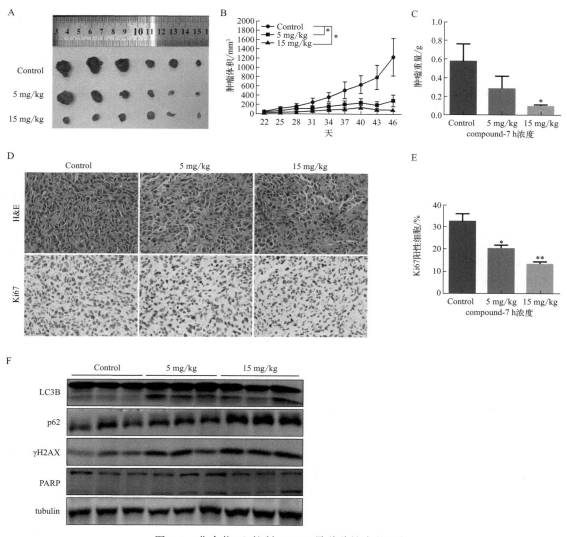

图 4-7　化合物 7h 抑制 TNBC 异种移植瘤的生长

A. 将 MDA-MB-231 细胞注射到 6 周龄 SCID/NOD 小鼠腹部。利用溶剂和化合物 7h（5 mg/kg 和 15 mg/kg）腹腔给药 21 天，取出肿瘤；B、C. 相对肿瘤体积（mm^3）随时间（天）的变化以及取出肿瘤的重量统计。肿瘤体积的计算公式为 "$V=0.5W^2L$"，$W=$宽度（mm），$L=$长度（mm）；D、E. MDA-MB-231 细胞肿瘤异种移植瘤中的苏木精和伊红（H&E）染色以及 Ki67 免疫组化分析；F. 免疫印迹检测溶剂对照（前三个泳道）、5 mg/kg（中间三个泳道）和 15 mg/kg（最后三个泳道）化合物 7h 给药后肿瘤中 LC3B-Ⅱ、p62、γH2AX 和 PARP 剪切形式的蛋白水平。β 微管蛋白作为上样对照

4. 10
小结

　　细胞周期停滞和凋亡诱导是抑制肿瘤细胞进程的两大途径。在本研究中，我们证明化合物 7h 能够使 MDA-MB-231 和 MDA-MB-468 细胞周期阻滞于 S 期。大量的抗癌药物通过促进凋亡来发挥抑制作用，而凋亡通过两条主要途径进行，即线粒体介导的内在途径和死亡受体诱导的外在途径。研究数据表明，化合物 7h 能够诱导 Bak、Bim、Bax 蛋白水平增加和细胞色素 c 释放，同时导致 Bcl-2 减少，表明其诱导的凋亡作用与线粒体途径有关。因此，化合物 7h 在 TNBC 细胞中的抑制作用可能部分依赖于细胞周期停滞和线粒体介导的凋亡。

　　目前，大多数现有的化疗药物通过诱导基因组 DNA 损伤来抑制癌细胞增殖，这种损伤深层次地启动了细胞周期停滞和细胞死亡程序。DNA 损伤会激活 DDR 因子，包括 ATM 和 ATR。研究结果表明，暴露于化合物 7h 的 TNBC 细胞诱导了 ATM 激酶及其下游效应物 H2AX、BRCA2、p95 和 SMC1 的磷酸化，表明细胞经历了 DNA 损伤和 DDR 途径。随后，细胞周期进程、凋亡和细胞存活相关的下游因子受到这些上游信号的影响。此外，γH2AX 在 DNA 损伤位点的积累表明，化合物 7h 处理后出现了 DSBs，这是 DNA 损伤最具灾难性的形式，一旦形成 DSBs，细胞将使用同源重组（homologous recombination，HR）和非同源末端连接（non-homologous end joining，NHE）中的一种或两种途径来修复。HR 对于细胞存活至关重要，但其活性仅限于细胞周期的 S 期晚期或 G_2 期，因为其需要复制的 DNA 链作为模板。在研究中，研究人员发现同源重组修复蛋白 RAD51 在化合物 7h 处理后以剂量和时间依赖方式显著减少，表明该抑制剂通过抑制 HR 相关蛋白量，促使 DNA 损伤修复受到抑制。此外，化合物 7h 在 TNBC 细胞中引发 S 期停滞，基于此，我们推测 HR 的大量丧失可能对细胞命运和化合物 7h 诱导的细胞凋亡产生重大影响。因此，我们提出了一种分子机制，即细胞对化合物 7h 的敏感性是由于 HR 修复缺陷。

　　多项研究表明，自噬通过影响染色质泛素化在调节 DNA 损伤修复过程中起重要作用。在这一过程中，p62 作为一种结合泛素和 LC3B 的蛋白，被认为是组蛋白泛素化和 DNA 损伤修复之间的纽带。DSB 诱导 RNF8 依赖的组蛋白 H1 泛素化级联反应，RNF8 募集另一个 E3 连接酶 RNF168 来催化 H2A 和 H2AX 上的 K63 连接链。组蛋白泛素化调控是进一步募集 DSB 反应途径下游效应物（如 RAD51、BRCA1、RAP80 和 53BP1 复合物）的前提。然而，由于自噬丧失而在细胞核中积累的 p62 直接结合并减少了细胞核内 RNF168，从而 DNA 修复蛋白无法被募集到 DSB 位点，导致 DNA 修复受损。与上述研究报道一致，研究人员发现：化合物 7h 处理后，由于自噬体与溶酶体的融合受阻，p62 上调；同时，RNF8 水平以及 H2A 泛素化在化合物 7h 处理后显著下降。与此同时，DR 效应物如 RAD51 和 BRCA2 也因 p62 积累引起的 H2A 泛素化丧失而减少。因此，化合物 7h 可能通过阻断自噬流，抑制组蛋白泛素化进而抑制 DNA 修复。因此，化合物 7h 可能作为 RNF8-RNF168-

H2A 途径的抑制剂，通过抑制 H2A 泛素化，阻碍下游效应物向 DSB 位点的募集。此外，在 DNA 损伤诱导下，p62 穿梭进入细胞核，促进核内 RAD51 蛋白酶体降解，导致核内 RAD51 水平下降，DNA 修复延迟。RAD51 是 p62 的下游效应物，并在 DR 中介导 p62 的作用。研究发现，化合物 7h 处理后阻断自噬流，导致 p62 积累，而 RAD51 显著减少。因此，化合物 7h 阻断自噬引起的细胞核内 p62 积累，可能导致 RAD51 的蛋白酶体降解，从而抑制该蛋白介导的 DR。这些数据与以前的报道一致，并且也确认了自噬和 p62 对 DR 的影响。因此推测，化合物 7h 可能是一种新型抑制剂，影响自噬流和组蛋白泛素化的 E3 连接酶，从而抑制 HR 相关效应物的募集。然而，化合物 7h 调控的确切靶标目前尚不清楚。

　　总之，本研究提供了一个新型抑制剂，通过抑制自噬流导致 p62 积累，在 TNBC 细胞中引发 DNA 损伤并抑制 DNA 修复。有趣的是，化合物 7h 诱导的核 p62 积累导致 RNF8 介导的染色质泛素化减少和调节 DDR 过程中的 HR 相关蛋白降解。研究结果表明，化合物 7h 是特异性的 DNA 损伤反应调节剂，并且可以作为癌症进一步治疗的药剂进行开发。

5

小白菊内酯衍生物 DMAPT-D6 抑制神经
胶质瘤细胞增殖的分子机制

5.1
概述

胶质母细胞瘤（glioblastoma，GBM）是中枢神经系统中致命且最具侵袭性的原发性颅内恶性肿瘤。目前，世界卫生组织根据其预后组织病理学特征将胶质瘤分为四个级别（Ⅰ～Ⅳ），其中Ⅳ级 GBM 最致命。目前，尽管 GBM 在包括手术、术后辅助放疗和化疗等研究和治疗策略方面取得了显著进展，但胶质瘤患者在诊断后 5 年的生存率仍然低于 5%。因此，需要开发新的治疗方案，如开发针对增殖肿瘤细胞的新药，以延长脑肿瘤患者，特别是 GBM 患者的生存时间。

ROS 是一种高反应性的含氧代谢副产物，包括超氧化物、羟基自由基和羟基。细胞中 ROS 主要由线粒体、NADPH 氧化酶、过氧化物酶体和内质网产生，ROS 在细胞中起着双刃剑的作用。低水平的 ROS 对于细胞存活和增殖是必需的，然而过量的 ROS 会导致氧化应激，进而诱发 DNA 损伤、细胞凋亡和坏死。由化学和物理因素引起的 DNA 损伤能够启动一系列过程，包括细胞周期停滞、DNA 修复、细胞检查点调节和凋亡启动。通过增加细胞内 ROS 产生以诱导 DNA 损伤和细胞死亡是一种公认的有效抗癌策略。

小白菊内酯（parthenolide，PTL）是从小白菊嫩枝中提取的一种倍半萜内酯，因其在人类各种癌细胞系中的抗肿瘤活性而引起了越来越多的关注。PTL 能够抑制多种实体瘤增殖，包括结直肠癌、黑色素瘤、胰腺癌、乳腺癌、前列腺癌、GBM，但对正常组织没有显著影响。然而，PTL 抑制 GBM 生长的详细机制尚未完全阐明，特别是关于 GBM 中 ROS 对 DNA 损伤和细胞死亡的影尚未被报道。

本章我们主要探讨 PTL 衍生物 DMAPT-D6 抑制 GBM 的活性和对细胞周期的影响、对 GBM 中 ROS 和 DNA 损伤的调控作用、ROS 在 DMAPT-D6 调控细胞凋亡中的作用、ROS 清除剂 NAC（N-acetylcysteine）对 DMAPT-D6 抗癌活力的影响等。

5.2
小分子抑制剂 DMAPT-D6 抑制神经胶质瘤细胞增殖的活性

鉴于 PTL 的抗癌作用，本研究小组前期利用药物化学手段新合成了 PTL 相关衍生物，并对抑制 GBM 细胞增殖和生长的 IC50 进行测定。如表 5-1 和图 5-1A 所示，DMAPT-D6 在 U87 和 LN229 细胞中的 IC50 值分别为 15.5 μmol/L 和 11.15 μmol/L。接着，利用 2.5 μmol/L、5 μmol/L、10 μmol/L、20 μmol/L 和 40 μmol/L 的 DMAPT-D6 处

理 GBM 细胞 24 小时、48 小时和 72 小时，通过细胞生长曲线对 DMAPT-D6 抑制 U87 和 LN229 细胞增殖的效果进行分析，结果发现 DMAPT-D6 以剂量和时间依赖的方式降低了 U87 和 LN229 细胞的增殖能力，显示该化合物对 GBM 细胞剂量和时间依赖性的细胞毒性（图 5-1B）。为了进一步确认 DMAPT-D6 对 GBM 细胞的生长抑制作用，我们进行了克隆形成实验，结果发现与对照组相比 DMAPT-D6 处理组中的克隆数量较少和尺寸较小（图 5-1C）。同样，暴露于 DMAPT-D6 后，EdU 阳性细胞的数量显著减少，表现出其抑制 U87 和 LN229 细胞增殖的能力（图 5-1D）。

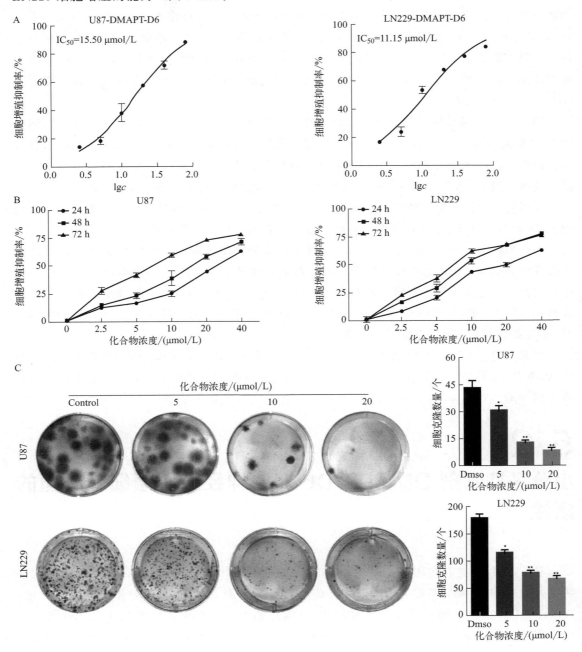

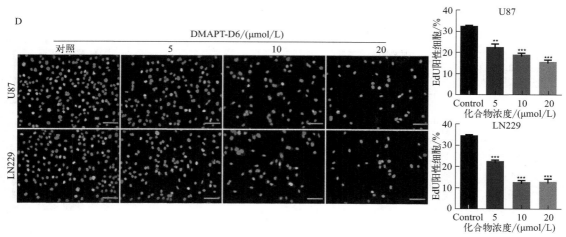

图 5-1　DMAPT-D6 抑制 GBM 细胞的增殖和活力

A. DMAPT-D6 抑制 U87 和 LN229 细胞增殖的 IC$_{50}$ 值测定；B. 不同浓度 DMAPT-D6 处理 U87 和 LN229 细胞 24 小时、48 小时和 72 小时后，使用 MTT 法测量细胞生长活力；C. 克隆形成实验评估 DMAPT-D6 处理 14 天后 U87 和 LN229 细胞的生长情况；D. EdU 染色实验评估 DMAPT-D6 处理 GBM 细胞 48 小时后的增殖抑制情况。比例尺：100μm

表 5-1　PTL 衍生物抑制神经胶质瘤细胞 U87 的 IC$_{50}$ 值测定

化合物	IC$_{50}$/(μmol/L)	化合物	IC$_{50}$/(μmol/L)	化合物	IC$_{50}$/(μmol/L)
PTL	11.11	DMAPT	14.22	DMAPT-D6	15.50
MCL	11.69	化合物 2	11.44	化合物 5	25.17
化合物 1	29.87	化合物 3	32.79	化合物 6	59.16
Arglabin	22.96	化合物 4	15.57	化合物 7	18.02

5.3
DMAPT-D6 促使神经胶质瘤细胞周期阻滞于 S 期

　　为了确定 DMAPT-D6 抑制 GBM 细胞增殖分子机制，我们将 DMAPT-D6 处理后的 U87 和 LN229 细胞进行细胞周期分析。流式细胞术结果表明 DMAPT-D6 通过显著减少 G$_0$/G$_1$ 期细胞比例诱导细胞周期阻滞于 S 期（图 5-2A）。同样，我们进一步分析了 DMAPT-D6 对 S 期相关蛋白表达水平的影响。如图 5-2B 所示，免疫印迹显示 DMAPT-D6 显著降低了细胞周期蛋白 B（cyclin B）、cyclin E、细胞周期依赖性激酶 1（cyclin dependent Kinase 1，CDK1）和 CDK2 的水平，而 p27 蛋白水平在暴露于 DMAPT-D6 后以剂量依赖的方式增加。这些数据表明，DMAPT-D6 可能通过诱导 GBM 细胞周期阻滞于 S 而抑制细胞增殖。

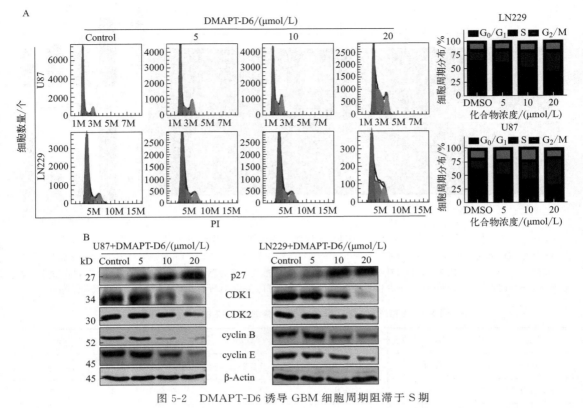

图 5-2　DMAPT-D6 诱导 GBM 细胞周期阻滞于 S 期

A. 流式细胞仪检测 DMAPT-D6 对 U87 和 LN229 细胞周期的影响；B. DMAPT-D6 对细胞周期 S 期相关蛋白表达水平的影响。通过免疫印迹法检测 U87 和 LN229 细胞中 cyclin B、cyclin E、p27、CDK1 和 CDK2 的蛋白水平。β 微管蛋白作为上样对照

5.4
DMAPT-D6 通过诱导产生过量 ROS 激发 DNA 损伤

　　为了进一步了解 DMAPT-D6 抑制 GBM 增殖的分子机制，利用特异的 ROS 荧光检测染料 DCFH-DA 与 U87 和 LN229 细胞孵育后，通过荧光显微镜检测细胞内 ROS 产生情况。如图 5-3A 所示，与对照组相比不同浓度 DMAPT-D6 显著诱导 GBM 细胞中 ROS 水平的增加；并且氧化应激响应蛋白（nuclear factor-like 2，Nrf2）水平在 DMAPT-D6 处理后以剂量依赖的方式显著上调（图 5-3C）：表明细胞内 ROS 过度积累并启动 ROS 应激响应。据报道，细胞内 ROS 过量积累可诱导 DNA 损伤，并影响由基因毒性治疗引起的 DNA 损伤反应。随后，我们检测了 DMAPT-D6 是否能够通过积累过量的细胞内 ROS 引发 DNA 损伤。如图 5-3B 所示，免疫荧光分析发现 DNA 双链断裂标志物 γH2AX（组蛋白 H2AX 的磷酸化形式）绿色荧光信号在细胞核中以剂量依赖的方式显著积累；与此一致，免疫印迹表明

DMAPT-D6 促使 U87 和 LN229 细胞中 γH2AX 显著上调（图 5-3C）：表明 DMAPT-D6 诱导 GBM 细胞中 DNA 双链断裂。此外，其余参与 DNA 修复过程的蛋白 p53、53BP1 和 DNA 连接酶Ⅳ表达水平也以剂量依赖的方式显著减少（图 5-3C），暗示 DMAPT-D6 抑制 DNA 修复过程。

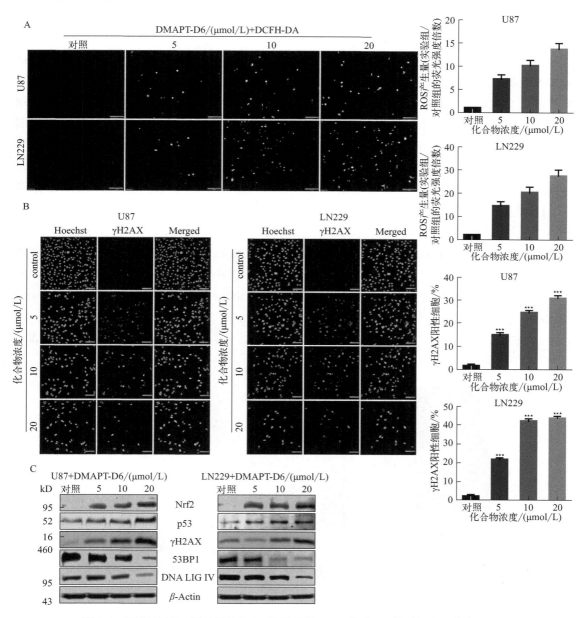

图 5-3　DMAPT-D6 通过诱导 ROS 积累促进 DNA 损伤，而抑制 DNA 修复过程

A. 利用图示浓度的 DMAPT-D6 处理 U87 和 LN229 细胞 48 小时，然后再暴露于 DCFH-DA 30 分钟，免疫荧光观察指示 ROS 生成的绿色荧光信号。比例尺：100 μm；B. 免疫荧光检测 DMAPT-D6 对 DNA 双链断裂标志物组蛋白 H2AX 磷酸化形式（γH2AX）（绿色荧光信号），以评估 DMAPT-D6 对 DNA 损伤的影响。比例尺：100 μm；C. 用不同浓度的 DMAPT-D6 处理后，细胞被裂解，并通过西方免疫印迹法检测 γH2AX 以及 Nrf2、p53、53BP1 和 DNA 连接酶Ⅳ等氧化应激反应和 DNA 修复相关蛋白的表达情况。β 微管蛋白作为上样对照

5.5
DMAPT-D6 诱导死亡受体介导的外部凋亡信号通路

　　ROS 过度积累和严重的 DNA 损伤诱导分别由线粒体和细胞死亡受体信号介导的内源性和外源性凋亡途径进行。鉴于 DMAPT-D6 对 ROS 诱导及随后 DNA 损伤的影响，我们进一步分析了 DMAPT-D6 对 GBM 细胞凋亡的调控作用。PI 染色实验显示，U87 和 LN229 细胞在 DMAPT-D6 处理后，PI 阳性细胞的比例呈剂量依赖性显著增加（图 5-4A），表明 DMAPT-D6 诱导 GBM 细胞凋亡。为了明确 DMAPT-D6 对凋亡的诱导作用，将 U87 和 LN229 细胞在 5 μmol/L、10 μmol/L 和 20 μmol/L DMAPT-D6 处理 48 小时后，进行 Annexin V-FITC/PI 染色，使用流式细胞仪进行检测。如图 5-4B 所示：在 5 μmol/L 低剂量下，DMAPT-D6 诱导 U87 和 LN229 细胞晚期凋亡（Annexin-V 和 PI 双阳性细胞）的比例分别为 7.28% 和 10.7%；在 20 μmol/L 剂量下，凋亡的比例分别上升至 73.2% 和 52.7%。

　　随后，我们分析了 DMAPT-D6 外源性凋亡信号通路相关蛋白水平的影响，以确定细胞死亡受体在介导 DMAPT-D6 诱导 GBM 细胞凋亡中的作用。结果发现，DMAPT-D6 促使细胞死亡受体信号通路相关蛋白如死亡受体（DR）3、DR5、Fas 相关死亡域（Fas-associated death domain，FADD）和肿瘤坏死因子受体相关死亡域（Tumor necrosis factor receptor-associated death domain，TRADD）以剂量依赖的方式显著上调（图 5-4C），半胱天冬酶 8

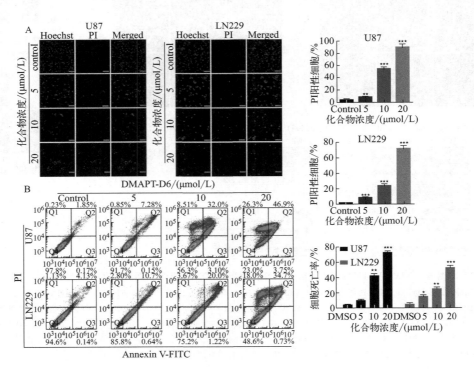

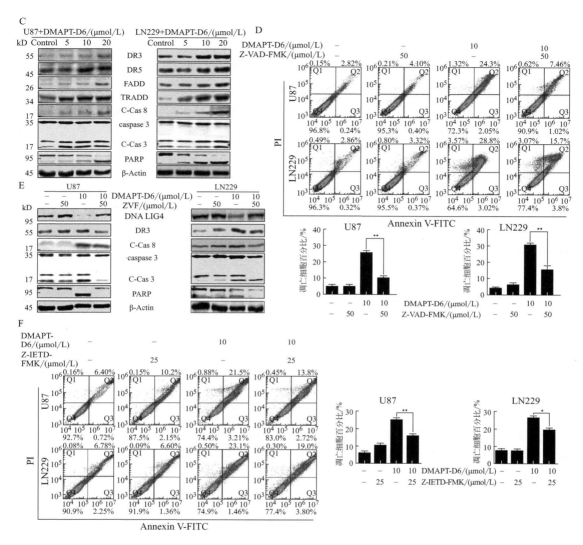

图 5-4 DMAPT-D6 诱导 U87 和 LN229 细胞中依赖半胱天冬酶的死亡受体介导的外源性凋亡通路

A. PI 染色和免疫荧光检测 DMAPT-D6 诱导 U87 和 LN229 细胞发生晚期凋亡的情况；B. 图示浓度的 DMAPT-D6 处理 U87 和 LN229 细胞 48 小时后，收集细胞并用 Annexin-V/PI 染色，通过流式细胞仪进行分析。Q4［Annexin-V（－）/PI（－）］、Q3［Annexin-V（＋）/PI（－）］和 Q2［Annexin-V（＋）/PI（＋）］象限分别代表正常细胞、早期凋亡细胞和晚期凋亡细胞的群体；C. 免疫印迹检测死亡受体介导的外源性凋亡相关蛋白水平；D. 利用 DMAPT-D6（10 μmol/L）单独或与凋亡抑制剂 Z-VAD-FMK（50 μmol/L）联合处理 U87 和 LN229 细胞 48 小时，并用 Annexin-V/PI 染色，通过流式细胞仪检测细胞凋亡的恢复情况；E. 免疫印迹检测单独 DMAPT-D6（10 μmol/L）或联合凋亡抑制剂 Z-VAD-FMK（50 μmol/L）处理细胞后死亡受体介导的凋亡相关蛋白的表达情况；F. 特异性 caspase 8 抑制剂 Z-IETD-FMK 部分减少了 DMAPT-D6 诱导的凋亡

酶原酶活化形式半胱天冬酶 8 显著上调，并且下游半胱天冬酶 3 酶原和 PARP 在 U87 和 LN229 细胞中被剪切激活，表明 DMAPT-D6 主要通过诱导死亡受体介导的外部凋亡信号通路（图 5-4C）。

　　为了明确 DMAPT-D6 诱导的细胞凋亡是通过下游半胱天冬酶执行，我们分析了泛半胱天冬酶抑制剂 Z-VAD-FMK 对 DMAPT-D6 诱导凋亡的恢复作用。如图 5-4D 所示，Z-VAD-

FMK 显著挽救了由 DMAPT-D6 诱导的细胞凋亡；并且当同时使用 Z-VAD-FMK 和 DMAPT-D6 处理细胞后，Z-VAD-FMK 还部分恢复了 DNA 修复蛋白 DNA 连接酶 Ⅳ、DR3、剪切的半胱天冬酶 8 和半胱天冬酶 3 以及 PARP 的蛋白水平（图 5-4E）。此外，使用半胱天冬酶 8 特异性抑制剂 Z-IETD-FMK 对 DMAPT-D6 诱导的死亡受体介导的凋亡结果显示，Z-IETD-FMK 可以部分逆转 DMAPT-D6 在 U87 和 LN229 细胞系中诱导的凋亡（图 5-4F），表明 DMAPT-D6 诱导的 GBM 细胞死亡主要依赖于半胱天冬酶。

5.6
ROS 清除剂 NAC（N-acetylcysteine）减弱了 DMAPT-D6 的抗癌活力

为了进一步证明 DMAPT-D6 抑制 GBM 细胞的增殖作用是否通过生成过量 ROS 介导，研究人员检测了 ROS 清除剂 NAC 对 DMAPT-D6 抑制 U87 和 LN229 细胞增殖的影响。正如预期，NAC 显著减少了 DCFH-DA 阳性细胞的数量（图 5-5A），并且减弱了 DMAPT-D6 介导的细胞增殖抑制作用（图 5-5B）。同样，流式细胞术结果显示，NAC 能够显著减少 DMAPT-D6 介导的凋亡细胞比例（图 5-5C）。随后，通过免疫印迹检测了 NAC 对 DMAPT-D6 诱导的 DNA 损伤反应的基本影响，结果显示 NAC 显著减少了 ROS 和 γH2AX 的产生，并上调了参与 DNA 损伤反应的蛋白表达水平，如 53BP1 和 DNA 连接酶 Ⅳ，说明 ROS 介导了 DMAPT-D6 诱导的 DNA 损伤作用（图 5-5D）。总之，这些结果表明，DMAPT-D6 通过诱导产生过量的 ROS 促使 GBM DNA 损伤和介导半胱天冬酶依赖性的凋亡途径。

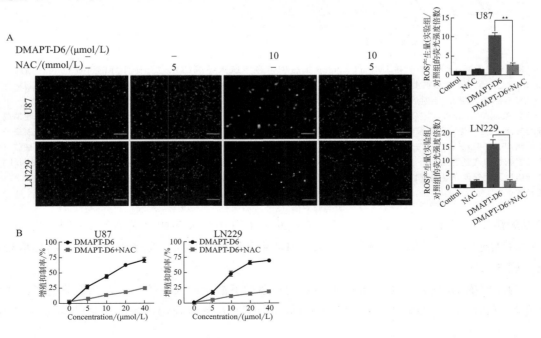

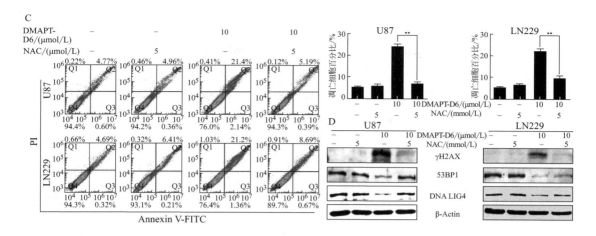

图 5-5　DMAPT-D6 抑制 GBM 细胞增殖依赖于细胞内过量积累的 ROS

A. NAC 显著降低了 DMAPT-D6 诱导的 ROS 生成；B、C. 阻止 ROS 生成减弱了 DMAPT-D6 介导的抑癌作用和细胞凋亡；D. ROS 介导了 DMAPT-D6 诱导的 DNA 损伤作用

5.7

小结

　　尽管 GBM 的治疗已取得了显著进展，但由于对放疗和化疗药物耐药性的普遍存在，预后仍然较差。因此，迫切需要开发能够抑制 GBM 增殖和生长的新型药物，并逆转 GBM 细胞的多药耐药性。据报道，PTL 具有表现较好的抗癌、消炎等有益特性，而对正常细胞没有细胞毒性作用。然而，PTL 存在的一些缺点阻碍其作为临床药物的发展，比如 PTL 在生理条件下不稳定、水溶性差等。PTL 的修饰已经被报道可以提高其活性、水溶性、稳定性和生物利用度。通过添加二甲胺形成的 PTL 前药 DMAPT 可以提高其溶解度和生物利用度。有趣的是，现有药物的氘化可以进一步改善其药代动力学或毒理学特性，因为氘碳键更强，从而导致代谢变化。因此，该方法的发展和氘代衍生物对癌细胞的影响及其潜在抗癌机制正在被广泛研究。研究人员前期合成了 12 种 PTL 衍生物，包括 4 种氘代化合物，这些化合物对 GBM 细胞具有一定程度的抗增殖活性。在所有合成的化合物中，DMAPT-D6 对 U87 和 LN229 细胞系表现出最好抗增殖活性，促使研究人员进一步探索其抗增殖作用及其潜在的分子机制。

　　尽管 ROS 在某种程度上促进了癌症的进展，但当过量的 ROS 积累达到一定阈值时，会导致 DNA 损伤、凋亡和坏死。在本研究中，检测了 DMAPT-D6 对 U87 和 LN229 细胞中 ROS 水平的影响，发现 DMAPT-D6 以剂量依赖的方式显著上调 ROS 水平。Carlisi 等人发现 PTL 在乳腺癌细胞 MDA-MB-232 和 BT20 中下调 Nrf2 表达，而 DMAPT 对 Nrf2 的表达影响较小。Nrf2 的减少导致氧化应激反应基因的转录减少，表明 ROS 没有立即被清除，而是在细胞内积累。相反，本研究表明 DMAPT-D6 显著上调了 Nrf2 转录激活因子的表达。因此，本研究的结果与先前关于 Nrf2 表达水平变化的研究相冲突。我们推断，尽管本研究中 Nrf2 显著上调，导致基因表达增加以抵抗增加的氧化应激，但由于 DMAPT-D6 在诱导氧化应激方面作用显著强于 PTL，导致 Nrf2 不足以清除过量的 ROS。此外，PTL 可能通过增强 Keap1 介导的 Nrf2 蛋白泛素化降解来降低 Nrf2 水平，Keap1 是介导 Nrf2 泛素化和后续蛋白酶体降解的关键因子。然而，DMAPT-D6 在 U87 和 LN229 细胞中增加 ROS 水平的确切机制还需要进一步研究。

据报道，γH2AX 是 DNA 双链断裂的标志物，DNA 发生损伤后在细胞核中积累。本研究发现 DMAPT-D6 处理后，γH2AX 水平在细胞核中呈剂量依赖性方式积累，表明细胞内 ROS 上调显著诱导了 DNA 损伤。由于 DNA 损伤信号传导是诱导细胞周期停滞的主要途径，研究人员推测 DMAPT-D6 处理细胞后诱导细胞周期停滞以响应 DNA 损伤。细胞凋亡主要由两大途径激活，即死亡受体介导的外源性途径和线粒体诱导的内源性途径，被认为是防止肿瘤发生的主要防御机制。许多抗癌药物通过促进凋亡发挥抗增殖作用，外源性途径诱导的半胱天冬酶 8 产生最终能够激活半胱天冬酶 3，激活的半胱天冬酶 3 剪切下游底物 PARP，从而导致凋亡进程。有证据表明某些药物通过诱导细胞内 ROS 积累引起 DNA 损伤从而导致凋亡，与先前的研究一致，本研究结果表明 DMAPT-D6 显著上调死亡受体信号通路相关蛋白，如 DR3、DR5、FADD、TRADD 以及半胱天冬酶 3、半胱天冬酶 8 和 PARP 的活化形式，说明 DMAPT-D6 处理后诱导了死亡受体介导的外源性凋亡。基于这些数据，研究人员推测 DMAPT-D6 通过促进细胞内 ROS 积累和随后诱导的 DNA 损伤，最终激发外源性凋亡而发挥抗 GBM 细胞增殖作用。

综上所述，本研究鉴定了 1 个抑制 GBM 细胞的新型抑制剂 DMAPT-D6，在 DMAPT-D6 中，氢被其同位素氘取代。DMAPT-D6 处理后诱导细胞内 ROS 积累引起 DNA 损伤，促进细胞周期停滞于 S 期和细胞死亡受体介导的外源性凋亡途径。因此，该研究提供了 DMAPT-D6 作为抗 GBM 增殖的证据，未来研究将评估 DMAPT-D6 在体内的疗效和价值。

6

小分子抑制剂去甲泽拉木醛 T-96 通过诱导 ROS 产生和阻碍自噬流激活外部凋亡信号通路而抑制前列腺癌细胞增殖

6.1
概述

前列腺癌（CaP）是男性中发病率和死亡率较高的癌症之一，越来越多研究证据表明，CaP 发生与雄激素受体（androgen receptor，AR）信号通路的紊乱有关。AR 是一种配体依赖性的转录因子，属于核受体家族。由于初期 CaP 细胞增殖依赖于雄激素，目前 CaP 的主要治疗策略是剥夺雄激素。然而，对于去势抵抗性前列腺癌（castrate-resistant prostate cancer，CRPC），即一种致命的雄激素非依赖性 CaP，目前尚无有效的治疗方法。尽管在 CaP 治疗策略上取得了重大进展，但 CaP 的复发和转移率却在不断增加。因此，需要研发能够有效抑制 CaP 发生、发展以及副作用较小的新型药物，以提高 CaP 患者的生存率。

内质网（endoplasmic reticulum，ER）是最大的细胞内细胞器，在蛋白质合成、修饰、组装、折叠和结构成熟中起着重要作用。当超出 ER 的蛋白质折叠能力时，未折叠或错误折叠的蛋白质在 ER 腔中积累，可能导致 ER 应激的发生。细胞已进化出一种高度保护性的信号转导途径，称为未折叠蛋白反应（unfolded protein response，UPR），其通过增强蛋白质折叠能力、减少蛋白质转导率和降解未折叠和错误折叠的蛋白质来缓解 ER 应激。ER 应激可以在受损细胞中促进 UPR 诱导的自噬，导致自噬囊泡吞噬受损的 ER。UPR 信号主要通过 ER 上的三个跨膜蛋白激活启动：肌醇依赖性酶 1α（IRE1α）、双链 RNA 依赖性蛋白激酶样 ER 激酶（PERK）和活化转录因子 6（ATF6）。UPR 途径的启动是受应激细胞通过转录和翻译重编程对 ER 应激适应和存活的一种机制。然而，如果 ER 中的蛋白质折叠稳态不能恢复，UPR 会启动另一种信号途径，称为终端 UPR，最终促进由未折叠/错误折叠蛋白质毒性引起的细胞凋亡。因此，通过新化合物诱导超出关键阈值的 ER 应激，并随后激活程序性细胞死亡信号途径，可能是一种有效的癌症治疗策略。

雷公藤（*Tripterygium wilfordii* Hook.F，TWHF），通常被称为"雷公藤"或"雷神藤"，已被报道用于治疗多种自身免疫性和炎症性疾病，如类风湿性关节炎、强直性脊柱炎、系统性红斑狼疮和银屑病。TWHF 的主要有效成分是雷公藤内酯和雷公藤红素，分别是二萜类和三萜类化合物。雷公藤内酯和雷公藤红素已被证明通过诱导细胞凋亡或自噬性细胞死亡以及细胞周期停滞在一系列癌细胞中发挥抗肿瘤作用。三萜单体化合物 T-96 是 TWHF 的成分之一，与雷藤酮、雷公藤红素和雷公藤内酯相比，具有较低毒性。先前研究表明，T-96 能够抑制肿瘤细胞增殖、转移和血管生成，并在黑色素瘤、胶质母细胞瘤和乳腺癌等多种恶性肿瘤中促进细胞凋亡，而且 T-96 还通过自噬诱导的凋亡抑制胰腺癌增殖，并显著增加癌细胞对吉西他滨的化学敏感性。然而，目前尚无关于 T-96 在人类 CaP 中抗肿瘤作用以及调控机制的报道。

　　本章主要探讨 T-96 对 CaP 的抗肿瘤作用及其抑制 CaP 细胞生长的潜在机制、T-96 在 CaP 细胞对顺铂化学敏感性中的作用

6.2
小分子抑制剂 T-96 具有显著的抑制前列腺癌细胞增殖作用

　　去加泽拉木醛 T-96 的化学结构如图 6-1A 所示。由于 T-96 能够抑制多种癌细胞的生长，我们探究其是否对 CaP 细胞系 DU145 和 PC3 具有抗癌作用。结果发现，T-96 以剂量和时间依赖方式显著抑制细胞增殖（图 6-1B）。T-96 抑制 DU145 和 PC3 细胞增殖的 IC_{50} 分别为 11.47 $\mu mol/L$ 和 13.10 $\mu mol/L$（图 6-1C）。相比之下，T-96 对正常成人前列腺上皮细胞系 PNT1A 几乎没有抑制作用，说明 T-96 的毒性较小（图 6-1D）。当 T-96 与抗肿瘤化疗药物顺铂联用时，二者联用抑制 DU145 和 PC3 的 IC_{50} 值分别为 6.95 $\mu mol/L$ 和 13.03 $\mu mol/L$（图 6-1E）。

　　此外，显微镜白光视野计数发现 DU145 和 PC3 细胞数量与处理细胞的 T-96 浓度呈负相关（图 6-2A）。克隆形成实验分析发现，T-96 以剂量依赖的方式减少 CaP 细胞克隆的大小和数量（图 6-2B）。同样，EdU 染色结果表明，暴露于 T-96 显著减少了 DNA 合成，表明 T-96 抑制了 CaP 细胞的生长和存活（图 6-3A）。

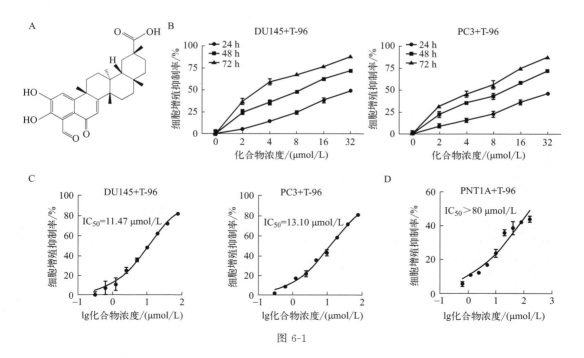

图 6-1

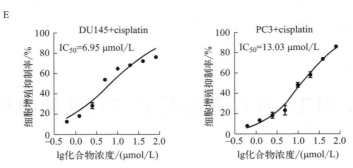

图 6-1　T-96 对人 CaP 细胞系 DU145 和 PC3 的抗增殖活性

A. T-96 的化学结构；B. T-96 抑制 DU145 和 PC3 细胞增殖的生长曲线；C. T-96 抑制 DU145 和 PC3 细胞增殖的 IC_{50} 值测定；D. T-96 在正常成人前列腺上皮细胞系 PNT1A 中的 IC_{50} 值测定；E. T-96 与顺铂联用抑制 DU145 和 PC3 细胞的 IC_{50} 值测定

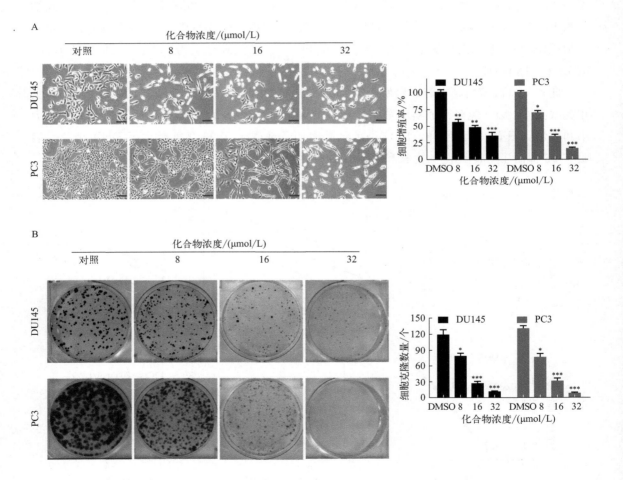

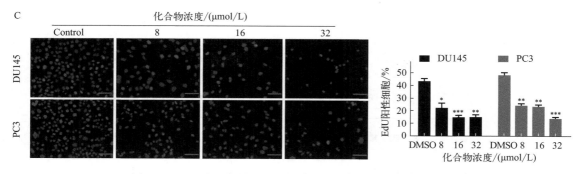

图 6-2　T-96 在人类前列腺癌（CaP）细胞系中的抗增殖作用

A. 显微镜白光视野下观察 T-96 处理 48 小时后 DU145 和 PC3 的细胞形态和数量。比例尺：100 μm。柱状图显示了细胞增殖率的定量结果；B. 克隆形成实验分析 T-96 处理 7 天后抑制 DU145 和 PC3 细胞的体外生长情况；C. EdU 染色实验检测 T-96 抑制 CaP 细胞的增殖作用。比例尺：100 μm

6.3
T-96 通过阻滞前列腺癌细胞于 S 期抑制细胞周期进程

　　为了明确 T-96 抑制 CaP 细胞增殖的作用机制，将不同浓度 T-96 处理的细胞通过流式细胞仪进行细胞周期分析。流式细胞仪结果显示，T-96 通过减少 DU145 和 PC3 细胞在 G_0/G_1 期的分布，显著诱导细胞分布于 S 期（图 6-3A）。基于 T-96 诱导 DU145 和 PC3 细胞阻滞于 S 期，进一步分析其对 S 期相关蛋白水平的影响，以确定 T-96 是否通过调节 S 期蛋白水平诱导细胞周期阻滞。免疫印迹结果显示，T-96 显著降低 DU145 和 PC3 细胞系中 cyclin A、cyclin B、CDK1 和 CDK2 蛋白水平，而显著增加 p21 和 p27 水平，并且这种变化呈剂量依赖性（图 6-3B）。总之，这些数据表明，T-96 通过诱导 CaP 细胞周期阻滞于 S 期，进而抑制细胞增殖。

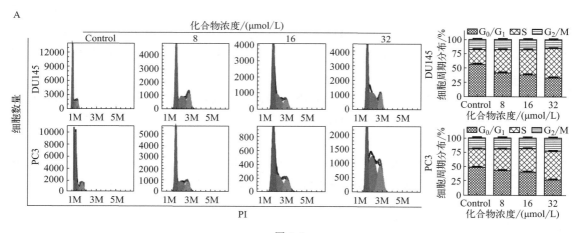

图 6-3

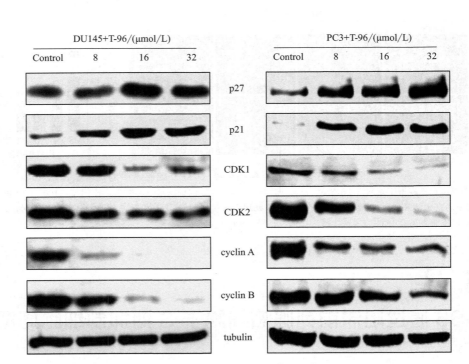

图 6-3　T-96 诱导 CaP 细胞周期阻滞于 S 期

A. 流式细胞术分析 T-96 对 DU145 和 PC3 不同细胞周期阶段分布比例的影响；B. 免疫印迹检测 T-96 处理 48 小时后 DU145 和 PC3 细胞中 S 期相关蛋白水平。β 微管蛋白用作上样对照

6.4
T-96 诱导半胱天冬酶 8 介导的外部凋亡信号通路

　　随后，研究人员分析了 T-96 在调控 CaP 细胞凋亡中的作用。将细胞暴露于 T-96 处理 48 小时后，进行 Annexin V-FITC/PI 染色，使用流式细胞仪进行测定。如图 6-4A 所示，T-96 显著诱导 CaP 细胞发生细胞凋亡，并且以剂量依赖方式增加晚期凋亡细胞的比例（DU145 细胞从 5.47% 增加至 32.5%，$p < 0.001$；PC3 细胞从 3.03% 增加至 33.8%，$p < 0.001$）。我们进一步检测了 T-96 诱导 CaP 细胞凋亡的方式，对外源性凋亡信号通路相关的蛋白质水平进行分析，以确定 T-96 处理是否激活了该通路。T-96 处理显著增加半胱天冬酶 8（C-Cas8）、半胱天冬酶 3（C-Cas3）和 PARP 的剪切水平，并且呈剂量依赖性（图 6-4B）。此外，特异性半胱天冬酶 3 抑制剂 Z-VAD-FMK 显著降低了 T-96 诱导的 DU145 和 PC3 细胞凋亡率，表明 Z-VAD-FMK 能够部分挽救 T-96 诱导的细胞凋亡（图 6-4C）。总之，这些数据表明，T-96 通过激活外源性凋亡信号通路诱导 CaP 细胞凋亡。

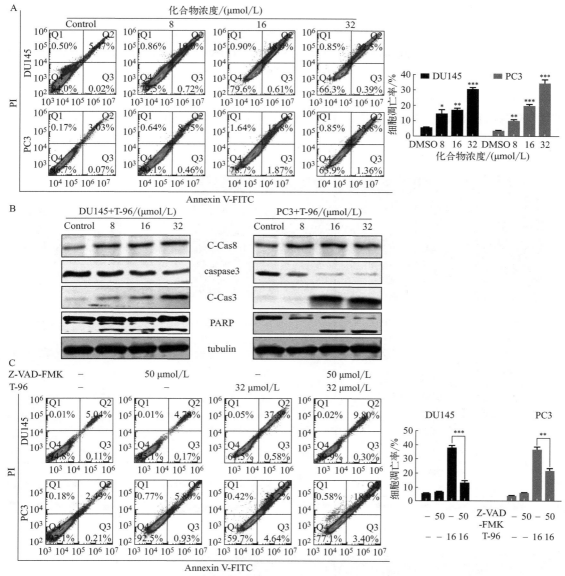

图 6-4　T-96 诱导 CaP 细胞发生依赖于半胱天冬酶 8 的细胞死亡

A、C. 通过流式细胞术评估 T-96、Z-VAD-FMK（50 μmol/L）或 T-96 与 Z-VAD-FMK（50 μmol/L）联合处理 48 小时后 DU145 和 PC3 的细胞凋亡情况；B. 免疫印迹法检测 T-96 处理 DU145 和 PC3 细胞 48 小时后细胞凋亡相关蛋白水平。β 微管蛋白作为上样对照

6.5
T-96 通过产生过量 ROS 诱导内质网应激

研究表明，ROS 参与 ER 应激和细胞死亡的诱导。为了确定 T-96 是否能够诱导 ROS

产生，我们利用特定的 ROS 检测荧光染料 2′,7′-二氯荧光素二乙酸酯（2′,7′-dichlorofluo-rescein diacetate，DCF-DA）与 DU145 和 PC3 细胞进行孵育，并使用荧光显微镜检测 ROS 的产生，与对照组相比，不同浓度 T-96 显著诱导了 ROS 产生（图 6-5A）。同样，T-96 以剂量依赖方式诱导 Nrf2 表达，表明 CaP 细胞内积累过量的 ROS（图 6-5C）。

随后，研究人员探究 T-96 诱导细胞内 ROS 积累是否促进 ER 应激，利用免疫印迹分析了 ER 应激的重要标志物——多聚泛素化蛋白质积累，如图 6-5B 所示，T-96 在 DU145 和

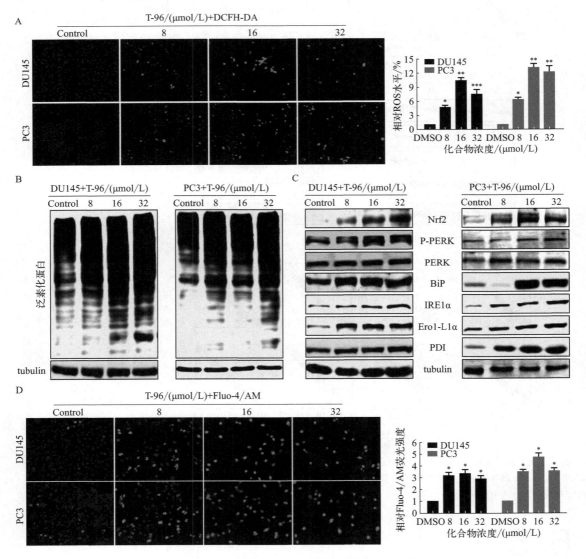

图 6-5　T-96 介导的 ROS 积累诱导了 ER 应激

A. DU145 和 PC3 细胞在图示浓度的 T-96 下处理 48 小时，利用 DCFH-DA 处理 30 分钟，进行免疫荧光分析代表 ROS 生成的绿色信号。比例尺：100 μm；B. T-96 诱导泛素化蛋白的积累。DU145 和 PC3 细胞在图示浓度 T-96 下处理 48 小时后，通过免疫印迹法检测蛋白泛素化水平；C. T-96 以剂量依赖方式激活 UPR 通路；D. T-96 以剂量依赖方式增强细胞内 Ca²⁺ 浓度。DU145 和 PC3 细胞在图示浓度 T-96 下处理 24 小时，然后利用 5 μmol/L Fluo-4/AM 与细胞孵育 1 小时，使用荧光显微镜进行检测

PC3 细胞中以剂量依赖方式显著增加了多聚泛素化蛋白质水平。当错误折叠和未折叠蛋白质过量积累时激活细胞内 UPR 信号通路，以增加蛋白质折叠和降解积累蛋白质的能力，进而恢复 ER 功能。本研究发现 T-96 增加了 PERK 的磷酸化，并以剂量依赖的方式显著上调了几种 UPR 相关蛋白质水平，如 BiP、IRE1α、Ero1-L1α 和 PDI（图 6-5C）。ER 应激产生与 Ca^{2+} 稳态的改变密切相关，因此，我们利用 Ca^{2+} 特异性指示探针 Fura-4/AM 对 CaP 细胞进行染色，评估 T-96 是否影响 Ca^{2+} 稳态。正如研究人员所预测，T-96 显著增加了细胞内荧光信号，表明 T-96 诱导了 ER 应激，导致 Ca^{2+} 从 ER 释放到细胞质（图 6-5D）。总之，这些结果表明，T-96 诱导 ROS 生成，进而激发 ER 应激和细胞内 Ca^{2+} 的积累。

6.6
T-96 通过阻断自噬流诱导细胞凋亡

许多研究表明，自噬在 ER 应激期间被激活，以促进自噬体吞噬产生应激的 ER。基于此，研究人员通过免疫荧光和免疫印迹分别检测 LC3B 荧光信号和 LC3-Ⅱ/LC3-Ⅰ 比率，探究 T-96 是否能够调节自噬流过程。首先，将 GFP-LC3 瞬时转染 DU145 和 PC3 细胞，观察到 T-96 显著诱导了 GFP-LC3 绿色荧光斑点的积累，该信号代表自噬空泡的数量，并且以剂量依赖的方式增加了 LC3-Ⅱ/LC3-Ⅰ 比率，表明细胞中大量的 LC3-Ⅰ 转化为 LC3-Ⅱ（图 6-6A 和图 6-6B）。调节自噬的三条主要途径是腺苷单磷酸激活蛋白激酶（adenosine monophosphate-activated protein kinase，AMPK）、哺乳动物雷帕霉素靶蛋白（mammalian target of rapamycin，mTOR）和丝裂原活化蛋白激酶（mitogen-activated protein kinases，MAPK/ERK）信号通路。研究人员进一步探讨了 T-96 诱导的自噬是否通过 AMPK、mTOR 或 MAPK/ERK 途径实现。结果发现，T-96 呈剂量依赖性显著增加了 CaP 细胞中 AMPK 和 MAPK/ERK 的磷酸化水平，但减少了 mTOR 的磷酸化水平（图 6-6B）。

越来越多证据表明，药物诱导的 MAPK/ERK 激活通过破坏自噬体与溶酶体之间融合抑制自噬成熟。因此，将双荧光报告基因 mCherry-GFP-LC3B 转染 CaP 细胞，以确定 T-96 是否通过调节自噬体与溶酶体融合调控自噬流。如图 6-6C 所示，黄色荧光代表非酸性自噬体数量，红色荧光标记自噬溶酶体，与对照组相比，T-96 处理 DU145 和 PC3 细胞 12 小时后，细胞中黄色荧光小泡数量显著增加，这表明自噬体与溶酶体之间的融合被抑制，阻断自噬流。

有研究报告显示，自噬流抑制导致多聚泛素化蛋白质积累，随后诱导 ER 应激。与上述研究一致，T-96 和雷帕霉素（一种 mTOR 抑制剂）联合治疗与单独 T-96 处理相比稍微增加细胞凋亡。相比之下，T-96 和氯喹（一种自噬流抑制剂，减少自噬体-溶酶体融合）联合用药显著诱导了 CaP 细胞发生凋亡，说明自噬流抑制增强了 T-96 介导的细胞凋亡（图 6-6D）。总之，这些结果表明，T-96 激活自噬但抑制了自噬流，从而诱导 DU145 和 PC3 细胞发生凋亡。

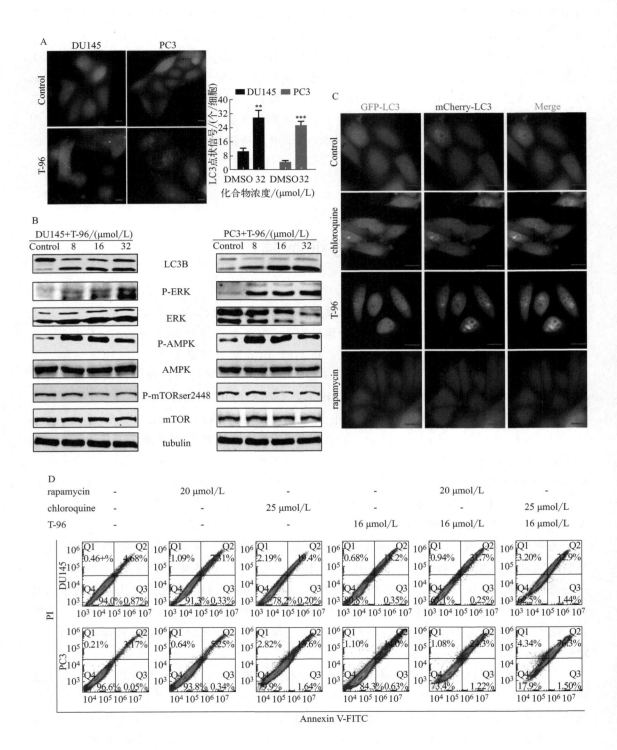

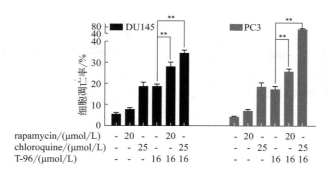

图 6-6　T-96 在 CRC 细胞中激活自噬而阻断自噬流（彩图见文后彩图 6-6）

A. 高内涵分析系统 Operetta CLSTM 检测处理 48 小时后 DU145 和 PC3 细胞中 LC3 的点状荧光分布。比例尺：10 μm；B. 免疫印迹检测参与自噬激活的蛋白质水平。β 微管蛋白作为上样对照；C. T-96 抑制 PC3-mCherry-EGFP-LC3 细胞自噬体和溶酶体融合。图示浓度的 T-96 处理细胞 24 小时，然后使用荧光显微镜进行观察。比例尺：10 μm。黄色荧光代表自噬体，红色荧光表示自噬溶酶体；D. 自噬流阻断显著增加了细胞凋亡。雷帕霉素、氯喹、T-96、雷帕霉素与 T-96 联合处理以及氯喹与 T-96 联合用药分别处理 DU145 和 PC3 细胞系，使用流式细胞仪检测细胞凋亡率

6.7

T-96 通过诱导内质网应激和细胞凋亡增加前列腺癌细胞对顺铂的敏感性

大量研究表明，化疗或放疗诱导的自噬可能导致肿瘤细胞耐药性产生，从而保护癌细胞免于凋亡。另一方面，自噬流抑制可以通过诱导细胞死亡提高细胞对化疗的敏感性。基于我们研究结果表明 T-96 调节自噬，进一步通过单独或联合顺铂处理 CaP 细胞，探讨 T-96 在 CaP 细胞对化疗药物敏感性中的作用。将不同浓度 T-96（0，8 $\mu mol/L$ 和 16 $\mu mol/L$）和顺铂（0，1.25 $\mu mol/L$，2.5 $\mu mol/L$，5 $\mu mol/L$，10 $\mu mol/L$ 和 20 $\mu mol/L$）单独或联合处理 DU145 和 PC3 细胞 48 小时后，MTT 检测结果显示，与单一药物治疗相比，T-96 和顺铂联合用药显著抑制了 DU145 和 PC3 细胞的增殖作用（图 6-7A）。接下来，研究人员评估了 T-96 和顺铂联合处理对 CaP 细胞凋亡的诱导作用，流式细胞仪结果显示联合用药诱导的凋亡率高于单一药物处理（图 6-7B）。同样，免疫印迹结果显示，与单独顺铂处理相比，T-96 和顺铂联合处理增加了 C-Cas3 和 PARP 的剪切水平（图 6-7C）。此外，相较于单一药物处理，T-96 和顺铂联合处理上调了 Nrf2 和 UPR 相关蛋白（如 P-PERK、BiP、IRE1α、Ero1-L1α 和 PDI）的表达（图 6-7D），暗示联合用药处理比单一药物处理更有效地引发了氧化应激反应和 UPR。综上所述，这些结果表明 T-96 能够显著提高 CaP 细胞对顺铂的敏感性。

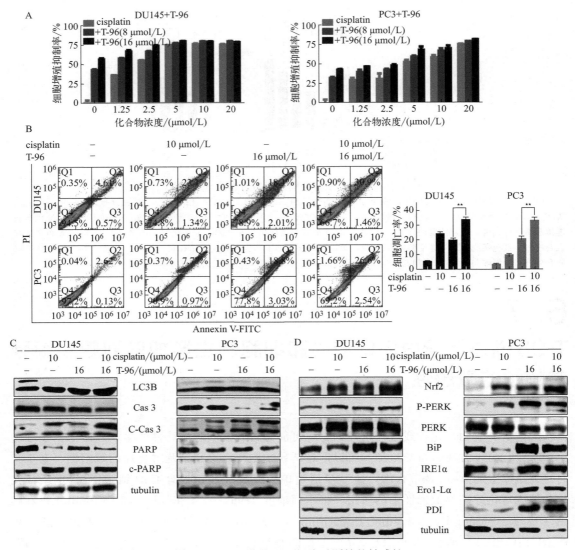

图 6-7　T-96 增强 CaP 细胞对顺铂的敏感性

A. T-96 增强 CaP 细胞对顺铂的敏感性。图示浓度 T-96 和顺铂处理 DU145 和 PC3 细胞 48 小时后，利用 MTT 实验评估 T-96 对顺铂诱导 CaP 细胞毒性的影响；B、C. T-96 和顺铂联合用药处理比单一用药诱导 CaP 更高的凋亡率。T-96、顺铂以及 T-96 与顺铂联合分别处理 U145 和 PC3 细胞 48 小时，然后使用流式细胞仪和免疫印迹评估诱导的细胞凋亡水平和相关蛋白表达水平；D. T-96 和顺铂联合用药在引发氧化应激反应和 UPR 中的作用。通过免疫印迹分析 T-96 与顺铂联合用药处理后 Nrf2 和 UPR 相关蛋白水平。β 微管蛋白用作上样对照

6.8
小结

　　目前，尽管在 CaP 治疗策略上取得了显著进展，但雄激素非依赖性患者的出现增加了

不良预后和对放疗耐受、化疗药物耐药性的发生。因此，迫切需要开发能够抑制细胞生长和增殖、克服多药耐药性并减少 CaP 细胞复发的新型药物。据报道，T-96 对包括黑色素瘤、胶质母细胞瘤、乳腺癌和胰腺癌在内的多种恶性肿瘤具有抗癌作用。然而，其对 CaP 细胞生长的影响及其可能的分子机制尚未被探索。本研究证明了 T-96 通过诱导细胞周期 S 期阻滞和激活外源性凋亡信号通路抑制 CaP。T-96 抑制 CaP 细胞增殖的潜在机制为 T-96 诱导 ER 应激，激活自噬但抑制自噬流，并通过外源性途径诱导 CaP 细胞发生凋亡，暗示 T-96 处理后诱导的 ER 应激抑制自噬流进程，进一步促进了依赖半胱天冬酶 8 的外源性凋亡途径以抑制 CaP 细胞增殖。此外，研究中还发现 T-96 与顺铂发挥协同作用，增强了顺铂在 CaP 细胞中的细胞毒性。

已有报道表明，由肿瘤微环境变化或抗肿瘤药物效应引起的 ER 功能紊乱可以触发 ER 应激，导致未折叠蛋白质在 ER 腔内积累。ROS 过量积累是细胞中 ER 应激最重要的诱导因素，ER 应激在肿瘤中扮演着双重角色，既可以促进细胞存活，也可以诱导细胞死亡。事实上，低水平 UPR 和 ER 应激作为细胞一种适应机制，通过诱导多种抗凋亡机制促进癌细胞存活，保护细胞免受化疗药物介导的细胞死亡，从而在诱导化疗药物耐药性中起着主要作用；另一方面，过量的 ER 应激超越了 UPR 保护能力，诱导癌细胞发生凋亡。与此一致，我们发现 T-96 处理后显著诱导细胞中高水平的 ROS，上调了 UPR 标志物 P-PERK、IRE1α、Ero1-L1α 和 PDI 表达，并增加了 CaP 细胞内 Ca^{2+} 水平。

ER 应激与在正常生理和病理状态以及化疗期间自噬的激活有关。自噬是一个重要的、动态的和进化上保守的过程，旨在通过自噬溶酶体降解消除不必要或功能失调的细胞成分。自噬在癌细胞中具有双刃剑作用，可以增加或降低细胞存活。AMPK 或 mTOR 磷酸化下游底物丝氨酸/苏氨酸激酶 UNC-51 样激酶 1（UNC-51-like kinase 1，ULK1），进而诱导自噬激活。研究发现 T-96 显著减少 CaP 细胞中 LC3-Ⅰ蛋白和 P-mTOR（ser2448）水平，并显著增加了 P-AMPK（Thr172）水平，表明 T-96 通过 AMPK 和 mTOR 途径激活自噬。然而，一些报道表明，抑制 mTOR 会阻止自噬流，导致自噬体的积累，而不是启动自噬，这与我们观察一致，即 mTOR 磷酸化的下调对 T-96 阻碍自噬流至关重要。

MAPK/ERK 激活调节多种细胞反应，如增殖、迁移和分化。在许多恶性肿瘤中检测到高水平的 MAPK/ERK 磷酸化、MAPK/ERK 激活并不总是参与促进细胞存活，因为其也参与细胞死亡相关过程，如自噬、凋亡和衰老。然而，MAPK/ERK 对自噬激活和成熟的确切影响尚未报道，并不断有争议的结果产生。越来越多的研究表明，药物治疗延长了 MAPK/ERK 通路的激活，从而阻止了自噬成熟过程，说明 T-96 处理激活自噬和 ERK 但阻碍自噬流。这与我们研究结果一致，我们推测 T-96 介导的 ERK 活化在自噬激活和自噬流阻碍中起重要作用。此外，有报道称 MAPK/ERK 激活通过促进 Forkhead Box O1（FOXO1）的降解抑制自噬过程，FOXO1 是与癌细胞自噬流维持相关的蛋白质。因此，今后将评估 T-96 诱导的 MAPK/ERK 激活是否通过靶向 FOXO1 起作用，并确定 ER 应激如何在 CaP 细胞中激活自噬并阻碍自噬流。

最近，越来越多的研究表明，化疗或放疗诱导的自噬可能导致药物耐药性发展，而自噬流阻滞能够通过诱导细胞死亡提高细胞对化疗药物的敏感性。因此，新的自噬抑制剂是提高化疗药物对抗癌疗效的潜在候选药物。在当前研究中，我们发现 T-96 通过调节 ER 应激阻碍自噬流增强了 CaP 细胞对顺铂的敏感性。因此，基于 T-96 的抗癌活性，将 T-96 与其他化疗药物联合使用可能是一种有效的癌症治疗策略。总之，本研究表明 T-96 通过诱导细胞周期阻滞和凋亡抑制 CaP 细胞存活，并与顺铂协同抑制 CaP 细胞的生长。这种效果可能是由于长时间诱导 ER 应激所致，从而通过阻滞自噬流激活凋亡，说明 T-96 是 ER 应激和自噬的特异性调节剂，将是 CaP 辅助治疗的潜在候选药物。

小分子抑制剂化合物 275# 通过诱导细胞内 ROS 积累而激活线粒体介导的内部凋亡 信号通路和自噬

7.1
概述

ROS 是一组由有氧代谢产生的高活性副产物，包括羟基自由基（hydroxyl radicals，·OH）、超氧化物（superoxide，·O^{2-}）、氢过氧基（hydroperoxyl，HO_2·）自由基以及其他非自由基成员如过氧化氢（H_2O_2）和单线态氧。细胞内 ROS 主要来源于亚细胞区室或细胞器，如线粒体、内质网、溶酶体和过氧化物酶体，通过包括环氧合酶、氧化还原酶、NADPH 氧化酶、黄嘌呤氧化酶和脂氧合酶在内的酶促反应以及铁催化的芬顿反应产生。ROS 作为细胞内极其重要的信号分子，在多种生理和病理过程中发挥重要作用。一般认为，低水平和中等水平 ROS 有助于肿瘤的增殖、生存和转移。相反，过量积累的 ROS 导致细胞氧化应激和细胞功能障碍，最终诱导细胞凋亡或坏死。因此，寻找能够通过产生过量 ROS 诱导细胞凋亡的新型抗癌药物可能是一种必要且有效的 CRC 治疗策略。

本章主要内容包括一种具有潜在应用价值的新型小分子抑制剂化合物 275# 合成、新合成化合物 275# 在体外对 CRC 的抗癌活性、化合物 275# 在调控 ROS 积累和内质网应激中的作用、ROS 积累和内质网应激在介导化合物 275# 调控细胞凋亡和细胞自噬中的作用等。

7.2
小分子抑制剂化合物 275# 的合成

化合物 275# 的合成路线如图 7-1 所示。将化合物 1（1 当量）和化合物 2（1 当量）置于 PPA（phenylpropanolamine）中，在 60 ℃下反应。然后，混合物在 100 ℃下加热 1 小时，在 125 ℃下再加热 1.5 小时。将混合物冷却至室温后，加入水并小心地用固体 NaOH 中和至 pH 7.5～8.5。将过滤形成的沉淀物悬浮于 15% NaOH 水溶液中，过滤，水洗并干燥，从乙醇中结晶得到化合物 3，产率为 52%。

将化合物 3（1 当量）溶解在热的甲醇中，然后向混合物中加入甲酸铵（10 当量），再逐份加入含有 10% Pd/C（0.1 当量）悬浮液。混合物回流 1 小时，冷却至室温，通过硅藻土过滤并在真空下浓缩。将残留物悬浮在水中，并用乙醚提取。合并的乙醚提取物利用无水硫酸钠干燥并浓缩，得到化合物 4，产率为 90%。

将化合物 4（1 当量）和酸氯化物 5（1.1 当量）在干燥的 DMF 中混合，加入三乙胺（1.2 当量），在 70 ℃下搅拌 8 小时。利用 3% 碳酸钠溶液淬灭反应混合物，过滤析出的产物，水洗并干燥。产品从乙醇-乙酸乙酯混合物中再结晶，得到目标化合物 275#，产率为 60%。

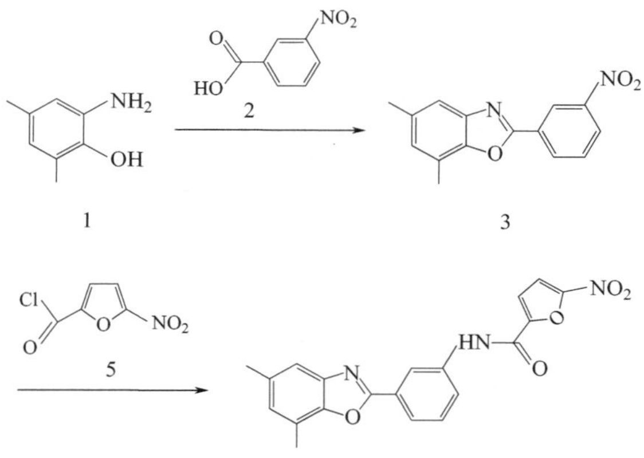

图 7-1 化合物 275# 合成路线图

7.3
化合物 275# 能够显著抑制结直肠癌细胞增殖

为了探索新型小分子化合物 275# 在 CRC 细胞中的抗增殖活性，将该化合物处理后的 CRC 细胞进行 MTT 测定。如图 7-2A 和图 7-2B 所示，化合物 275# 在 HCT116 和 HCT8 细胞系中以剂量和时间依赖方式显著降低细胞活力。相比之下，化合物 275# 对正常成人结直肠上皮细胞系 FHC 的细胞毒性较低（图 7-2C）。化合物 275# 抑制 HCT116、HCT8 和 FHC 细胞系对应 IC_{50} 如图 7-2D 所示。为了进一步分析其抑制 CRC 作用，利用不同浓度化合物 275# 处理 CRC 细胞 14 天，评估细胞生长与浓度之间的关系。克隆形成实验显示，与对照组相比化合物 275# 处理后的细胞表现为较小的克隆大小和较少的克隆数量，（图 7-2E）。综上所述，这些结果表明化合物 275# 能够抑制细胞增殖和生长，表明其具有作为 CRC 治疗抑制剂的潜力。

7.4
化合物 275# 促进 ROS 积累和内质网应激

为了深入探究化合物 275# 在抑制 CRC 增殖中的作用模式，将 HCT116 和 HCT8 细胞与特定 ROS 检测荧光染料（DCFH-DA）孵育后，使用流式细胞仪检测细胞内 ROS 的产生，如图 7-3A 所示。与对照组相比，不同浓度化合物 275# 处理 CRC 细胞后，细胞内 ROS

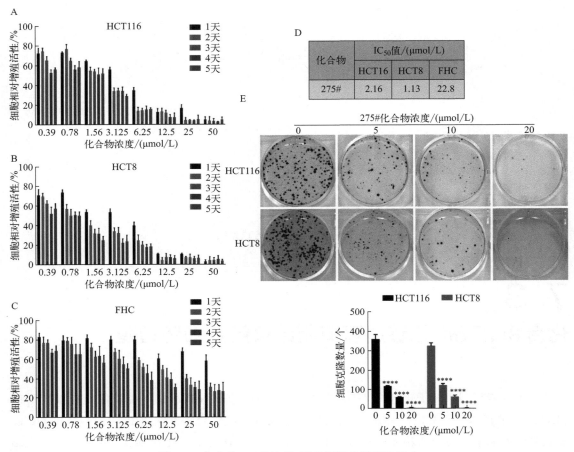

图 7-2　化合物 275# 抑制 CRC 细胞的增殖和活力

A、B. 分别利用图示浓度化合物 275# 处理 HCT116 和 HCT8 细胞 1、2、3、4 和 5 天，通过 MTT 测定化合物 275# 抑制 CRC 的相对细胞活力；C. 化合物 275# 对正常人类直肠黏膜细胞（FHC）细胞的细胞毒性作用；D. 化合物 275# 在 HCT116、HCT8 和 FHC 细胞系中的 IC$_{50}$ 值测定；E. 克隆形成实验评估 DMSO、5 μmol/L、10 μmol/L 和 20 μmol/L 化合物 275# 处理 CRC 细胞 14 天后的体外生长情况

水平呈时间依赖性增加，最早在处理 0.5 小时后检测到 ROS（图 7-3B）。随后，流式细胞术结果发现，ROS 清除剂 NAC 预处理后显著减少 DCFH-DA 阳性的 HCT116 和 HCT8 细胞数量（图 7-3C）。接下来，进一步检测 ROS 是否特异性来源于线粒体，我们使用一种特异性靶向活细胞线粒体的新型荧光探针 MITOSOX，发现化合物 275# 诱导的大部分 ROS 主要来源于线粒体（图 7-4）。

先前研究表明，ROS 积累与 ER 应激发展密切相关，研究人员检测了 HCT116 和 HCT8 细胞中 ER 应激相关蛋白。正如预期，化合物 275# 呈剂量依赖性显著增加 eIF2α ser51 磷酸化以及几种 UPR 相关蛋白（如 BIP、CHOP 和 ATF4）的表达水平（图 7-3D），而 NAC 则减少了其上调 ATF4 和 CHOP 的能力（图 7-3E）。这些结果表明化合物 275# 诱导的 ER 应激依赖于细胞内过量积累的 ROS。

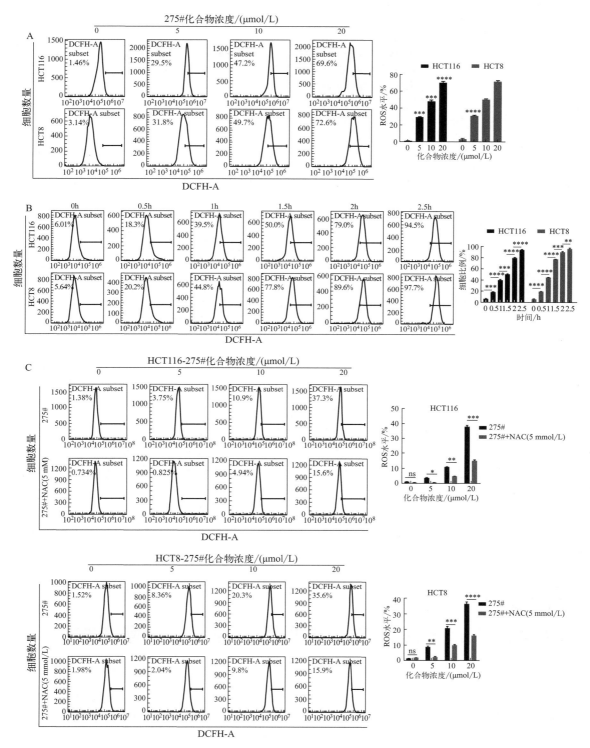

图 7-3

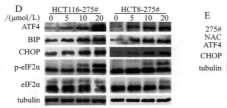
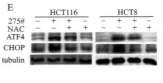

图 7-3　化合物 275# 诱导 ROS 积累并促进依赖于 ROS 的 ER 应激

A. 化合物 275# 以剂量依赖方式诱导 ROS 生成。利用图示浓度化合物 275# 处理 HCT116 和 HCT8 细胞 2 小时，然后与 DCFH-DA 孵育 20 分钟，通过流式细胞仪分析 ROS 生成情况；B. 化合物 275# 以时间依赖方式诱导 ROS 生成；C. 强效抗氧化剂和 ROS 清除剂 NAC 显著减少 CRC 细胞中化合物 275# 诱导的 ROS 积累。5 mmol/L NAC 处理 HCT116 和 HCT8 细胞 1 小时，然后利用化合物 275# 处理 24 小时，10 μmol/L DCFH-DA 染色 20 分钟，通过流式细胞仪进行观察；D. 利用不同浓度化合物 275# 处理 CRC 细胞后，裂解细胞，并通过免疫印迹法检测 ER 应激相关蛋白的表达；E. NAC 能够逆转化合物 275# 诱导的 ER 应激。β 微管蛋白作为上样对照

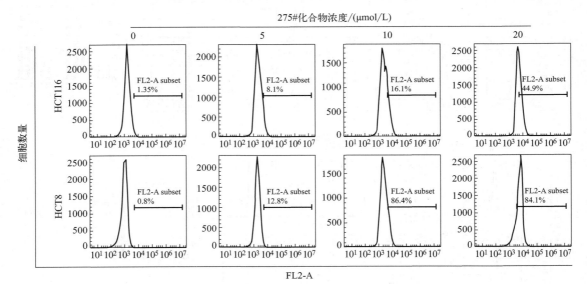

图 7-4　化合物 275# 诱导产生的大部分 ROS 来源于线粒体

MITOSOX 与 HCT8 和 HCT116 细胞孵育后，利用图示浓度化合物 275# 处理 24 小时，随后，通过流式细胞术分析检测 ROS

7.5

化合物 275# 诱导线粒体介导的内部凋亡信号通路

　　细胞内过量积累的 ROS 能够诱导线粒体信号通路介导的内在凋亡途径，此外，在 ER 应激期间，CHOP 蛋白水平升高，CHOP 通过下调促存活蛋白 Bcl-2 诱导线粒体介导的凋亡。鉴于化合物 275# 对 ROS 的诱导作用，本研究进一步评估化合物 275# 在细胞凋亡激活中的作用。在 HCT116 和 HCT8 细胞暴露于化合物 275# 24 小时后，利用 Annexin V-FITC/PI 进行染色，使用流式细胞仪进行测定。如图 7-5A 所示，在低剂量 5 μmol/L 时，化

合物 275＃分别在 HCT116 和 HCT8 细胞中诱导 3.83％和 4.76％的晚期凋亡（Annexin-V/PI 双阳性细胞）；在 20 μmol/L 的剂量下，Annexin-V/PI 阳性细胞的百分比分别上升至99.6％和 99.9％；同样，化合物 275＃处理后，HCT116 和 HCT8 细胞中半胱天冬酶 3 酶原和 PARP 被剪切并激活（图 7-5B）；表明化合物 275＃促进细胞发生凋亡。

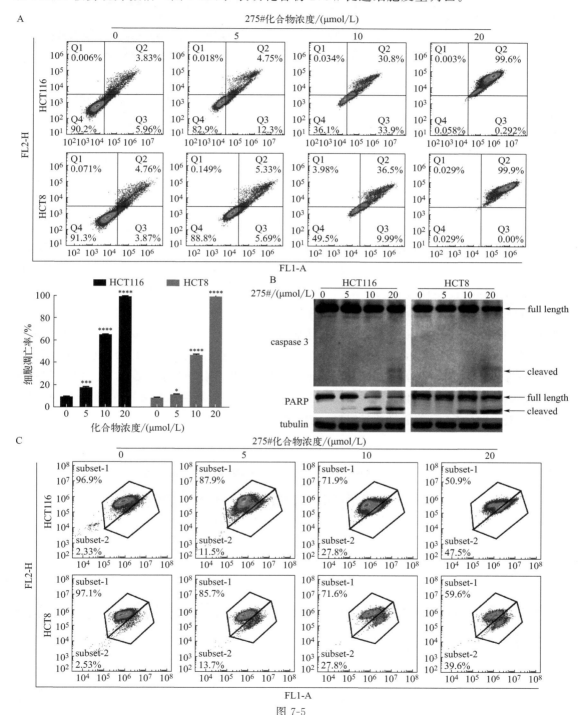

图 7-5

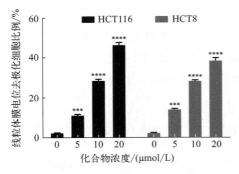 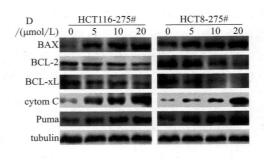

图 7-5　化合物 275# 促进 HCT116 和 HCT8 细胞中线粒体介导的内部凋亡信号通路

A. 化合物 275# 以剂量依赖方式诱导 CRC 细胞发生凋亡。利用图示浓度化合物 275# 处理 HCT116 和 HCT8 细胞 24 小时，收集细胞并利用 Annexin-V/PI 进行染色，通过流式细胞仪进行检测；B. 化合物 275# 促进 caspase 3 和 PARP 发生剪切。利用图示剂量的化合物 275# 处理细胞后，通过免疫印迹检测剪切形式的 caspase 3 和 PARP；C. 化合物 275# 能够降低 HCT116 和 HCT8 细胞线粒体膜电位（$\Delta\varphi_m$）。利用荧光探针 JC-1 染色 HCT116 和 HCT8 细胞后，通过流式细胞仪检测 $\Delta\varphi_m$；D. 利用指定浓度化合物 275# 处理细胞后，使用免疫印迹法检测线粒体介导的凋亡相关蛋白的表达情况。β 微管蛋白作为上样对照

　　接下来，为了评估化合物 275# 处理是否影响线粒体膜去极化作用，利用荧光探针 JC-1 检测化合物 275# 处理对 CRC 细胞线粒体膜电位（MMP，$\Delta\varphi_m$）的影响。正如假设那样，20 μmol/L 化合物 275# 促使 CRC 细胞 $\Delta\varphi_m$ 下降超过 40%（图 7-5C），表明化合物 275# 诱发的凋亡可能与线粒体途径有关。随后，通过免疫印迹检测了线粒体信号通路相关蛋白水平，以确定线粒体是否参与了化合物 275# 诱发的凋亡。如图 7-5D 所示，我们发现化合物 275# 处理后，抗凋亡蛋白如 Bcl-2 和 Bcl-XL 表达显著减少，而促凋亡蛋白 Puma（p53 上调的凋亡调节因子）表达显著增加。此外，化合物 275# 呈剂量依赖性显著增加 CRC 细胞中细胞色素 c 水平，表明化合物 275# 可能促使细胞色素 c 从线粒体向细胞质释放。此外，化合物 275# 对 p53 蛋白水平没有影响，推测化合物 275# 的促凋亡效应可能不由 p53 介导（图 7-6）。这些结果表明，化合物 275# 可能通过诱导线粒体依赖的凋亡途径抑制 CRC 细胞增殖。

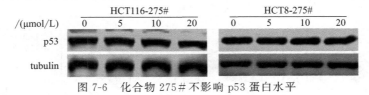

图 7-6　化合物 275# 不影响 p53 蛋白水平

7.6

化合物 275# 诱导的内部凋亡信号通路是通过细胞内产生过量 ROS 介导

　　为了进一步分析化合物 275# 诱导积累的细胞内过量 ROS 在线粒体介导凋亡方面的调

控作用，研究人员检测 NAC 处理后化合物 275# 对 HCT116 和 HCT8 细胞的促凋亡效果。正如预期，流式细胞术显示 NAC 预处理显著减少化合物 275# 诱导的凋亡细胞数量（图 7-7A）。此外，我们评估了 NAC 在化合物 275# 调控 $\Delta\varphi_m$ 中的影响。结果发现，NAC

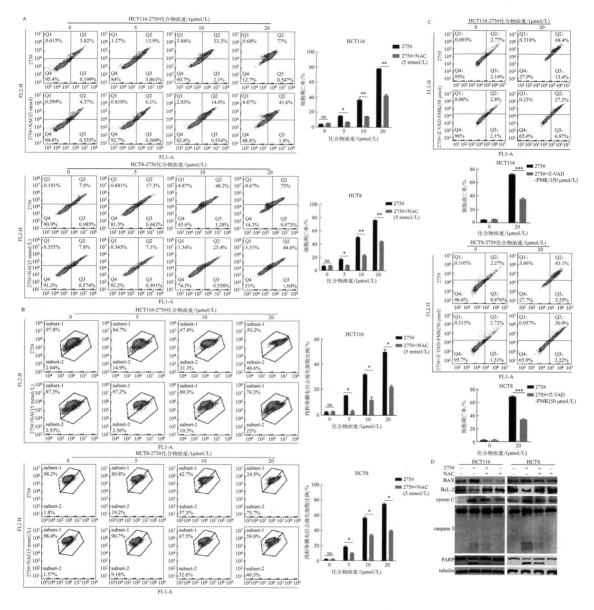

图 7-7　化合物 275# 通过积累过量 ROS 诱导半胱天冬酶依赖的内部凋亡信号通路

A. 阻断 ROS 产生显著减少化合物 275# 介导的凋亡。5 mmol/L NAC 预处理 HCT116 和 HCT8 细胞 1 小时，再利用不同浓度化合物 275# 处理 24 小时，随后使用流式细胞仪检测细胞凋亡情况；B. NAC 显著逆转化合物 275# 诱导的 $\Delta\varphi_m$ 下降；C. 特异性半胱天冬酶 3 抑制剂 Z-VAD-FMK 显著减少化合物 275# 诱导 HCT116 和 HCT8 细胞的凋亡率。20 μmol/L 化合物 275# 单独处理或与 50 μmol/L 半胱天冬酶 3 抑制剂 Z-VAD-FMK 联用处理 HCT116 和 HCT8 细胞后，利用 PI 和 Annexin V 染色，通过流式细胞仪进行细胞凋亡率分析；D：NAC 能够减弱化合物 275# 对 BcL-2 家族蛋白、细胞色素 c 和凋亡执行蛋白半胱天冬酶 3 表达水平的影响。β 微管蛋白用作上样对照预处理可以明显逆转化合物 275＃ 介导的 HCT116 和 HCT8 细胞 $\Delta\varphi_m$ 下降（图 7-7B）。随后，利用半胱天冬酶 3 抑制剂 Z-VAD-FMK 检测化合物 275＃ 引起的细胞凋亡恢复效果。如图 7-7C 所示，Z-VAD-FMK 显著挽救了化合物 275＃ 诱导的细胞凋亡。免疫印迹结果一致表明，NAC 预处理显著下调 Bax 和细胞色素 c 蛋白水平，并上调抗凋亡蛋白 Bcl-2 水平。此外，单独使用化合物 275＃ 显著增强半胱天冬酶 3 酶原及其下游 PARP 的剪切水平，而化合物 275＃ 与 NAC 联合处理则轻微诱导半胱天冬酶 3 酶原和 PARP 蛋白发生剪切（图 7-7D）。总体而言，这些结果表明化合物 275＃ 通过诱导产生过量 ROS，促使 CRC 细胞中线粒体介导的凋亡，过量的 ROS 作为下游半胱天冬酶 3 依赖性凋亡的诱发因素。

7.7
细胞内过量的 ROS 诱导自噬激活

　　有研究指出 ROS 积累对自噬激活具有促进作用，基于此，我们探究化合物 275＃ 是否通过诱导细胞内产生过量 ROS 在自噬中发挥作用。如图 7-8A 所示，与对照组相比，化合物 275＃ 处理绿色荧光蛋白（GFP）融合 LC3B（GFP-LC3B）转染的 HCT116 细胞后，代表吞噬泡和自噬体形成的绿色点数量显著增加。与此一致，化合物 275＃ 处理后，CRC 细胞中与自噬体相关的 LC3B-Ⅱ 含量明显增加，而特异性自噬流标志物 p62 水平呈剂量依赖性显著下降（图 7-8B），表明化合物 275＃ 激活自噬促进自噬体形成。为了明确化合物 275＃ 是否能够调节 CRC 细胞中的自噬流变化，使用自噬流抑制剂氯喹（chloroquine，CQ）阻断自噬流，结果发现，与单独用药相比，联合使用化合物 275＃ 和 CQ 显著增加 LC3B-Ⅱ 蛋白水平。然而，单独使用化合物 275＃ 诱导的 p62 下调能够被 CQ 逆转（图 7-8D）。由于自噬激活或自噬流阻断能够促进自噬体积累，接着，我们确定化合物 275＃ 对自噬激活和自噬流的调控作用。我们利用一种抑制自噬激活的Ⅲ类 PI3K 抑制剂 3-甲基腺嘌呤（3-methyladenine，3-MA）处理细胞，以证明化合物 275＃ 诱导自噬体形成的方式。如图 7-8C 所示，3-MA 可以显著减弱化合物 275＃ 诱导的 CRC 细胞中 GFP-LC3B-Ⅱ 点状积累。为了进一步确认化合物 275＃ 主要在自噬激活而不是在自噬体和溶酶体融合过程中发挥作用，利用串联 RFP-GFP 标记的 LC3B 双荧光自噬报告系统检测自噬体与溶酶体融合情况。当自噬体和溶酶体没有融合时表现为黄色点状信号（同时有 RFP 和 GFP 信号），而自噬体和溶酶体融合成为自噬溶酶体时表现为红色荧光点状信号（仅有 RFP 信号）。结果发现，当化合物 275＃ 处理细胞后，红色荧光信号数量显著增加，而黄色点状信号数量几乎没有变化（图 7-8E），而且化合物 275＃ 诱导的自噬促进作用被 3-MA 显著减弱（图 7-8F）。这些结果暗示化合物 275＃ 促进自噬体和自噬溶酶体之间融合，正调控自噬流进程。

　　随后，利用 20 μmol/L 化合物 275＃ 联合 5 mmol/L NAC 处理细胞，以确定 NAC 对自噬的影响。结果发现，二者联合处理显著抑制了化合物 275＃ 诱导的 GFP-LC3B-Ⅱ 点状信号积累（图 7-8G）；同样，我们发现 NAC 处理几乎完全阻止了化合物 275＃ 诱导的 LC3-Ⅱ 积累

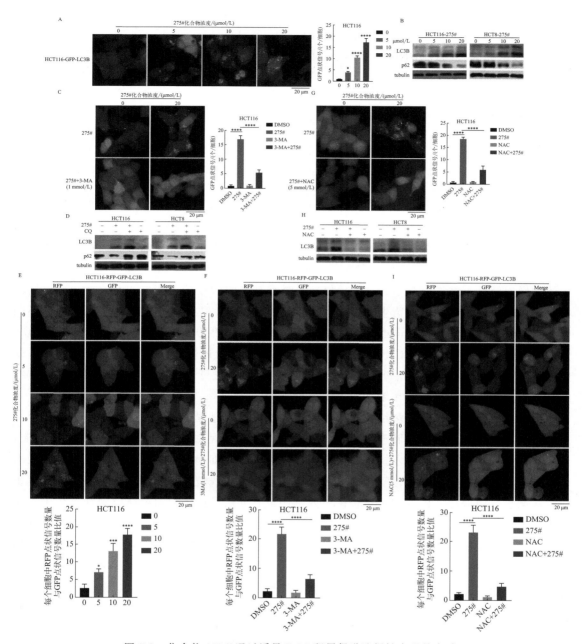

图 7-8　化合物 275# 通过诱导 ROS 积累促进选择性自噬的启动

A. 化合物 275# 显著增加 GFP-LC3B 点状荧光信号。比例尺：10 μm；B. 免疫印迹分析图示浓度化合物 275# 处理 HCT116 细胞 12 小时后 LC3B 和 p62 的蛋白水平。β 微管蛋白作为上样阳性对照蛋白；C. 3-MA 能够显著减弱 HCT116 细胞中化合物 275# 诱导的 GFP-LC3B 点状积累；D. 化合物 275# 通过激活自噬启动而非抑制自噬流进程进 而 CRC 促进 LC3B-Ⅱ 积累；E. 化合物 275# 促进转基因细胞 HCT116-RFP-EGFP-LC3 中的自噬流进程。比例尺： 10 μm。黄色荧光信号代表自噬体，红色荧光信号表示自噬溶酶体；F. 3-MA 显著减弱化合物 275# 诱导的自噬激活； G. NAC 能够显著消除化合物 275# 诱导的 GFP-LC3B 积累；H. NAC 几乎完全清除了化合物 275# 诱导的 LC3-Ⅱ 积 累；I. NAC 显著减弱化合物 275# 诱导的自噬流进程

（图 7-8H）：暗示 HCT116 细胞中化合物 275＃诱导的 ROS 积累显著激活自噬。此外，NAC 也大大减弱了化合物 275＃增强的自噬流进程（图 7-8I）。综上所述，这些结果表明化合物 275＃通过诱导细胞内过量 ROS 积累，进而激活自噬。

7.8
小结

  化疗耐药性仍然是限制传统和分子靶向癌症治疗效果的主要障碍。在结直肠癌中，尽管治疗策略如 EGFR 抑制剂联合使用 VEGF 抑制剂/MEK 抑制剂/BRAF 抑制剂的药物组合取得一定进展，但癌症相关的死亡率仍然很高。因此，迫切需要开发新的抗癌药物或其他治疗策略克服 CRC 中的药物耐药性。在本研究中，我们合成了化合物 275＃，分析其对 CRC 细胞的抗增殖活性，并探究化合物 275＃发挥抗增殖效果的潜在分子机制。化合物 275＃结构类似于先前报道的苯并恶唑衍生物，这些衍生物对癌细胞、锥虫和内脏利什曼病表现出不同的抑制活性，并选择性地靶向酪氨酸激酶、蛋白酶体和转甲状腺素蛋白。本研究结果发现，化合物 275＃可以显著抑制 CRC 细胞增殖和生长，这与上述数据一致。然而，在目前研究中，未能找到化合物 275＃所针对的靶蛋白，推测该化合物可能是酪氨酸激酶和蛋白酶体的潜在抑制剂，但这需要我们在未来研究中进行证明。

  众所周知，细胞凋亡是多细胞生物中的一个基本调控过程，在细胞稳态维持中起着至关重要的作用。细胞凋亡涉及肿瘤形成和癌症治疗，被认为是对抗肿瘤发生的主要防御机制，许多抗癌药物通过触发凋亡发挥其抑制作用。研究表明，细胞凋亡包括两条主要途径：线粒体介导的内在凋亡途径和死亡受体介导的外在凋亡途径。线粒体介导的凋亡主要由促凋亡蛋白和抗凋亡蛋白调控，内在凋亡途径诱导的细胞色素 c 从线粒体膜间隙释放到细胞质中，能够激活关键的半胱天冬酶级联反应和凋亡体生成，最终导致凋亡进程。大量证据表明，某些药物通过促使细胞内产生过量 ROS 引起凋亡。与先前报道一致，本研究结果显示，化合物 275＃显著下调抗凋亡蛋白 Bcl-2 和 Bcl-XL 水平，同时上调了促凋亡蛋白 Puma 和 Bax 水平，并促进细胞色素 c 从线粒体向细胞质的释放，导致 $\Delta\varphi_m$ 下降。此外，NAC 能够显著逆转化合物 275＃诱导的上述效果。基于这些数据，我们推测化合物 275＃通过诱导内在凋亡发挥其对 CRC 细胞的抗癌作用，但这是由于细胞内 ROS 的过量积累。

  自噬是一种自我降解过程，与细胞增殖、生存、肿瘤发生、个体发育和细胞应激反应相关。有趣的是，先前有报道表明细胞内 ROS 积累能够激活自噬。在本研究中，我们发现：化合物 275＃处理后增加了 LC-3B-Ⅱ蛋白水平，而自噬流标志物 p62 则显著减少，并且自噬抑制剂 3-MA 阻断了化合物 275＃诱导的 LC-3B-Ⅱ积累；此外，化合物 275＃处理后促进了自噬体与溶酶体的融合。现有数据明确支持我们的假设，即化合物 275＃主要激活自噬而非阻断自噬晚期阶段（如自噬体与溶酶体的融合），自噬激活是由 ROS 积累触发的。细胞凋亡和自噬被认为是两个相互交叉调控的细胞事件，由于二者共享几个关键的调节因子，如

JNK1、Bcl-2 和 Beclin 1。因此，今后将致力于阐明化合物 275 # 诱导的自噬和凋亡之间复杂的相互调控机制。

　　总之，通过药物化学手段合成了一种新型化合物 275 # ，发现其对 CRC 细胞具有显著抑制作用，而且化合物 275 # 通过诱导细胞内 ROS 积累促进线粒体介导的内在凋亡途径和自噬激活。因此，研究结果揭示了化合物 275 # 的抗肿瘤机制，并提供了其作为发现 CRC 化疗药物的潜在新先导化合物的证据。

参考文献

[1] AL REFAEY H R，NEWAIRY A-S A，WAHBY M M，et al. Manuka honey enhanced sensitivity of HepG2，hepato-cellular carcinoma cells，for Doxorubicin and induced apoptosis through inhibition of Wnt/β-catenin and ERK1/2 [J].
Biol Res，2021，54（1）：1-16.

[2] AL-FATLAWI A A，AL-FATLAWI A A，IRSHAD M，et al. Effect of parthenolide on growth and apoptosis regulatory genes of human cancer cell lines [J]. Pharm Biol，2015，53（1）：104-9.

[3] ALI A，LEVANTINI E，TEO J T，et al. Fatty acid synthase mediates EGFR palmitoylation in EGFR mutated non-small cell lung cancer [J]. EMBO molecular medicine，2018，10（3）：e8313.

[4] ALTıNTOP M D，ÖZDEMIR A，TEMEL H E，et al. Design，synthesis and biological evaluation of a new series of arylidene indanones as small molecules for targeted therapy of non-small cell lung carcinoma and prostate cancer [J]. European Journal of Medicinal Chemistry，2022，244：114851.

[5] ANDERSON K N，BEJCEK B E. Parthenolide induces apoptosis in glioblastomas without affecting NF-κB [J]. J Pharmacol Sci，2008，106（2）：318-20.

[6] ANELLI T，SITIA R. Protein quality control in the early secretory pathway [J]. EMBO J，2008，27（2）：315-27.

[7] ARAYA J，HARA H，KUWANO K. Autophagy in the pathogenesis of pulmonary disease [J]. Internal Medicine，2013，52（20）：2295.

[8] ARENSDORF A，DIEDRICHS D，RUTKOWSKI T. Regulation of the transcriptome by ER stress：non-canonical mechanisms and physiological consequences [J]. Front Genet，2013，4：256.

[9] ARNST K E，BANERJEE S，CHEN H，et al. Current advances of tubulin inhibitors as dual acting small molecules for cancer therapy [J]. Medicinal research reviews，2019，39（4）：1398-426.

[10] ASHIDA H，MIMURO H，OGAWA M，et al. Cell death and infection：a double-edged sword for host and pathogen survival [J]. Journal of Cell Biology，2011，195（6）：931-42.

[11] ASHRAF S M，MAHANTY S，RATHINASAMY K. Securinine induces mitotic block in cancer cells by binding to tubulin and inhibiting microtubule assembly：A possible mechanistic basis for its anticancer activity [J]. Life Sciences，2021，287：120105.

[12] BANTA K L，WANG X，DAS P，et al. B cell lymphoma 2（Bcl-2）residues essential for Bcl-2's apoptosis-inducing interaction with Nur77/Nor-1 orphan steroid receptors [J]. Journal of Biological Chemistry，2018，293（13）：4724-34.

[13] BEDIKIAN A Y，GARBE C，CONRY R，et al. Dacarbazine with or without oblimersen（a Bcl-2 antisense oligonucleotide）in chemotherapy-naive patients with advanced melanoma and low-normal serum lactate dehydrogenase：'The AGENDA trial' [J]. Melanoma Research，2014，24（3）：237-43.

[14] BEL S，HOOPER L V. Secretory autophagy of lysozyme in Paneth cells [J]. Autophagy，2018，14（4）：719-21.

[15] BENADA J，BULANOVA D，AZZONI V，et al. Synthetic lethal interaction between WEE1 and PKMYT1 is a target for multiple low-dose treatment of high-grade serous ovarian carcinoma [J]. NAR cancer，2023，5（3）：zcad029.

[16] BHAT P，KRIEL J，PRIYA B S，et al. Modulating autophagy in cancer therapy：advancements and challenges for cancer cell death sensitization [J]. Biochemical pharmacology，2018，147：170-82.

[17] BHATTACHARYYA B，PANDA D，GUPTA S，et al. Anti-mitotic activity of colchicine and the structural basis for its interaction with tubulin [J]. Medicinal research reviews，2008，28（1）：155-83.

[18] BIELING P，KANDELS-LEWIS S，TELLEY I A，et al. CLIP-170 tracks growing microtubule ends by dynamically recognizing composite EB1/tubulin-binding sites [J]. The Journal of cell biology，2008，183（7）：1223-33.

[19] BONNER W M，REDON C E，DICKEY J S，et al. γH2AX and cancer [J]. Nat Rev Cancer，2008，8（12）：957-

67.

[20] BOROWIAK M，NAHABOO W，REYNDERS M，et al. Photoswitchable inhibitors of microtubule dynamics optically control mitosis and cell death [J]. Cell，2015，162（2）：403-11.

[21] BOYAULT C，GILQUIN B，ZHANG Y，et al. HDAC6-p97/VCP controlled polyubiquitin chain turnover [J]. The EMBO journal，2006，25（14）：3357-66.

[22] BRAY F，FERLAY J，SOERJOMATARAM I，et al. GLOBOCAN estimates of incidence and mortality worldwide for 36 cancers in 185 countries [J]. Ca Cancer J Clin，2018，68（6）：394-424.

[23] BRINDISI M，SENGER J，CAVELLA C，et al. Novel spiroindoline HDAC inhibitors：Synthesis，molecular modelling and biological studies [J]. European Journal of Medicinal Chemistry，2018，157：127-38.

[24] BROWN J M，GIACCIA A J. The unique physiology of solid tumors：opportunities（and problems）for cancer therapy [J]. Cancer Res，1998，58（7）：1408-16.

[25] BRYANT K L，STALNECKER C A，ZEITOUNI D，et al. Combination of ERK and autophagy inhibition as a treatment approach for pancreatic cancer [J]. Nature medicine，2019，25（4）：628-40.

[26] BUTTON R W，VINCENT J H，STRANG C J，et al. Dual PI-3 kinase/mTOR inhibition impairs autophagy flux and induces cell death independent of apoptosis and necroptosis [J]. Oncotarget，2016，7（5）：5157.

[27] CAGNOL S，CHAMBARD J C. ERK and cell death：mechanisms of ERK-induced cell death-apoptosis，autophagy and senescence [J]. FEBS J，2010，277（1）：2-21.

[28] CAI H，DAI X，WANG X，et al. A nanostrategy for efficient imaging-guided antitumor therapy through a stimuli-responsive branched polymeric prodrug [J]. Advanced Science，2020，7（6）：1903243.

[29] CALDERON P B，BECK R，GLORIEUX C. Targeting hsp90 family members：A strategy to improve cancer cell death [J]. Biochemical pharmacology，2019，164：177-87.

[30] CAMACHO K E J，MARTINEZ R C，DIAZ P B，et al. Inhibition of Src Reduces Cortactin Phosphorylation and Transendothelial Migration of Acute Lymphoblastic Leukemia B cells [J]. The FASEB Journal，2019，33（1_supplement）：802.35-35.

[31] CAO Z-X，YANG Y-T，YU S，et al. Pogostone induces autophagy and apoptosis involving PI3K/Akt/mTOR axis in human colorectal carcinoma HCT116 cells [J]. Journal of ethnopharmacology，2017，202：20-7.

[32] CARLISI D，BUTTITTA G，DI FIORE R，et al. Parthenolide and DMAPT exert cytotoxic effects on breast cancer stem-like cells by inducing oxidative stress，mitochondrial dysfunction and necrosis [J]. Cell Death Dis，2016，7（4）：e2194-e.

[33] CARLISI D，D'ANNEO A，MARTINEZ R，et al. The oxygen radicals involved in the toxicity induced by parthenolide in MDA-MB-231 cells [J]. Oncol Rep，2014，32（1）：167-72.

[34] CARNEIRO B A，EL-DEIRY W S. Targeting apoptosis in cancer therapy [J]. Nature reviews Clinical oncology，2020，17（7）：395-417.

[35] CHAYKA O，D'ACUNTO C W，MIDDLETON O，et al. Identification and pharmacological inactivation of the MYCN gene network as a therapeutic strategy for neuroblastic tumor cells [J]. Journal of Biological Chemistry，2015，290（4）：2198-212.

[36] CHEN H Y，HE L J，LI S Q，et al. A Derivate of Benzimidazole-Isoquinolinone Induces SKP2 Transcriptional Inhibition to Exert Anti-Tumor Activity in Glioblastoma Cells [J]. Molecules，2019，24（15）：2722.

[37] CHEN W，ZHENG R，BAADE P D，et al. Cancer statistics in China，2015 [J]. CA：a cancer journal for clinicians，2016，66（2）：115-32.

[38] CHEN Y，LIU J M，XIONG X X，et al. Piperlongumine selectively kills hepatocellular carcinoma cells and preferentially inhibits their invasion via ROS-ER-MAPKs-CHOP [J]. Oncotarget，2015，6（8）：6406.

[39] CHENG X，FENG H，WU H，et al. Targeting autophagy enhances apatinib-induced apoptosis via endoplasmic retic-

ulum stress for human colorectal cancer [J]. Cancer Lett, 2018, 431: 105-14.

[40] CHENG Y C, HUENG D Y, HUANG H Y, et al. Magnolol and honokiol exert a synergistic anti-tumor effect through autophagy and apoptosis in human glioblastomas [J]. Oncotarget, 2016, 7 (20): 29116-30.

[41] CHOW J P H, POON R Y C. The CDK1 inhibitory kinase MYT1 in DNA damage checkpoint recovery [J]. Oncogene, 2013, 32 (40): 4778-88.

[42] CINà D P, ONAY T, PALTOO A, et al. Inhibition of MTOR disrupts autophagic flux in podocytes [J]. J Am Soc Nephrol, 2012, 23 (3): 412-20.

[43] COLE K A, PAL S, KUDGUS R A, et al. Phase I clinical trial of the Wee1 inhibitor adavosertib (AZD1775) with irinotecan in children with relapsed solid tumors: a COG phase I consortium report (ADVL1312) [J]. Clinical Cancer Research, 2020, 26 (6): 1213-9.

[44] COLIN D, LIMAGNE E, RAGOT K, et al. The role of reactive oxygen species and subsequent DNA-damage response in the emergence of resistance towards resveratrol in colon cancer models [J]. Cell death & disease, 2014, 5 (11): e1533-e.

[45] COMMONER B, TOWNSEND J, PAKE G E. Free radicals in biological materials [J]. Nature, 1954, 174 (4432): 689-91.

[46] CORCELLE E, NEBOUT M, BEKRI S, et al. Disruption of autophagy at the maturation step by the carcinogen Lindane is associated with the sustained mitogen-activated protein kinase/extracellular signal-regulated kinase activity [J]. Cancer Res, 2006, 66 (13): 6861-70.

[47] CORY S, ADAMS J M. The Bcl2 family: regulators of the cellular life-or-death switch [J]. Nat Rev Cancer, 2002, 2 (9): 647-56.

[48] CROZIER L, FOY R, MOUERY B L, et al. CDK4/6 inhibitors induce replication stress to cause long-term cell cycle withdrawal [J]. The EMBO journal, 2022, 41 (6): e108599.

[49] CUELLAR-PARTIDA G, TUNG J Y, ERIKSSON N, et al. Genome-wide association study identifies 48 common genetic variants associated with handedness [J]. Nature human behaviour, 2021, 5 (1): 59-70.

[50] CULLINAN S B, GORDAN J D, JIN J, et al. The Keap1-BTB protein is an adaptor that bridges Nrf2 to a Cul3-based E3 ligase: oxidative stress sensing by a Cul3-Keap1 ligase [J]. Mol Cell Biol, 2004, 24 (19): 8477-86.

[51] CZARNY P, PAWLOWSKA E, BIALKOWSKA-WARZECHA J, et al. Autophagy in DNA damage response [J]. Int J Mol Sci, 2015, 16 (2): 2641-62.

[52] D' AGUANNO S, DEL BUFALO D. Inhibition of anti-apoptotic Bcl-2 proteins in preclinical and clinical studies: current overview in cancer [J]. Cells, 2020, 9 (5): 1287.

[53] DAI C, HEEMERS H, SHARIFI N. Androgen signaling in prostate cancer [J]. Cold Spring Harb Perspect Med, 2017, 7 (9): a030452.

[54] DANDEKAR A, MENDEZ R, ZHANG K. Cross talk between ER stress, oxidative stress, and inflammation in health and disease [J]. Methods Mol Biol, 2015: 205-14.

[55] DANGI P. A novel spiroindoline kills human malaria parasites via modulation of Na ion influx mediated autophagy and apoptosis [J]. International Journal of Infectious Diseases, 2016, 45: 357.

[56] D'ANNEO A, CARLISI D, LAURICELLA M, et al. Parthenolide induces caspase-independent and AIF-mediated cell death in human osteosarcoma and melanoma cells [J]. J Cell Physiol, 2013, 228 (5): 952-67.

[57] D'AUTRéAUX B, TOLEDANO M B. ROS as signalling molecules: mechanisms that generate specificity in ROS homeostasis [J]. Nature reviews Molecular cell biology, 2007, 8 (10): 813-24.

[58] DEL BUFALO D, RIZZO A, TRISCIUOGLIO D, et al. Involvement of hTERT in apoptosis induced by interference with Bcl-2 expression and function [J]. Cell Death & Differentiation, 2005, 12 (11): 1429-38.

[59] DELBRIDGE A R, GRABOW S, STRASSER A, et al. Thirty years of BCL-2: translating cell death discoveries into

novel cancer therapies [J]. Nature Reviews Cancer, 2016, 16 (2): 99-109.

[60] DENICOLA G M, KARRETH F A, HUMPTON T J, et al. Oncogene-induced Nrf2 transcription promotes ROS detoxification and tumorigenesis [J]. Nature, 2011, 475 (7354): 106-9.

[61] DIKIC I, ELAZAR Z. Mechanism and medical implications of mammalian autophagy [J]. Nat Rev Mol Cell Biol, 2018, 19 (6): 349-64.

[62] DING R-B, CHEN P, RAJENDRAN B K, et al. Molecular landscape and subtype-specific therapeutic response of nasopharyngeal carcinoma revealed by integrative pharmacogenomics [J]. Nature communications, 2021, 12 (1): 1-19.

[63] DIXON S J, STOCKWELL B R. The role of iron and reactive oxygen species in cell death [J]. Nature chemical biology, 2014, 10 (1): 9-17.

[64] DO K, WILSKER D, JI J, et al. Phase I study of single-agent AZD1775 (MK-1775), a Wee1 kinase inhibitor, in patients with refractory solid tumors [J]. Journal of Clinical Oncology, 2015, 33 (30): 3409.

[65] DOGTEROM M, KOENDERINK G H. Actin-microtubule crosstalk in cell biology [J]. Nature Reviews Molecular Cell Biology, 2019, 20 (1): 38-54.

[66] DONADELLI M, DANDO I, ZANIBONI T, et al. Gemcitabine/cannabinoid combination triggers autophagy in pancreatic cancer cells through a ROS-mediated mechanism [J]. Cell death & disease, 2011, 2 (4): e152-e.

[67] DONG Z, LEI Q, YANG R, et al. Inhibition of neurotensin receptor 1 induces intrinsic apoptosis via let-7a-3p/Bcl-w axis in glioblastoma [J]. British journal of cancer, 2017, 116 (12): 1572-84.

[68] DU Q, GUO X, WANG M, et al. The application and prospect of CDK4/6 inhibitors in malignant solid tumors [J]. Journal of hematology & oncology, 2020, 13: 1-12.

[69] EFE E Y, MAZUMDER A, LEE J-Y, et al. Tubulin-binding anticancer polysulfides induce cell death via mitotic arrest and autophagic interference in colorectal cancer [J]. Cancer Letters, 2017, 410: 139-57.

[70] EISENBERG-LERNER A, BIALIK S, SIMON H-U, et al. Life and death partners: apoptosis, autophagy and the cross-talk between them [J]. Cell Death & Differentiation, 2009, 16 (7): 966-75.

[71] EL-SAYED I, BASSIOUNY K, NOKALY A, et al. Influenza A virus and influenza B virus can induce apoptosis via intrinsic or extrinsic pathways and also via NF-κB in a time and dose dependent manner [J]. Biochemistry research international, 2016, 2016.

[72] FENG Y, HUANG H, GAO J, et al. Salinomycin induces cell cycle arrest of glioma growth through ROS-mediated DNA damage and AKT inactivation [J]. ACTA Medica Mediterr, 2020, 36 (1): 249-53.

[73] FERNàNDEZ Y, VERHAEGEN M, MILLER T P, et al. Differential regulation of noxa in normal melanocytes and melanoma cells by proteasome inhibition: therapeutic implications [J]. Cancer research, 2005, 65 (14): 6294-304.

[74] FONG Z V, TANABE K K. The clinical management of hepatocellular carcinoma in the United States, Europe, and Asia: a comprehensive and evidence-based comparison and review [J]. Cancer, 2014, 120 (18): 2824-38.

[75] FRANSEN M, NORDGREN M, WANG B, et al. Role of peroxisomes in ROS/RNS-metabolism: implications for human disease [J]. BBA-Mol Basis Dis, 2012, 1822 (9): 1363-73.

[76] FRUEHAUF J P, MEYSKENS F L. Reactive oxygen species: a breath of life or death? [J]. Clin Cancer Res, 2007, 13 (3): 789-94.

[77] GALLO D, YOUNG J T, FOURTOUNIS J, et al. CCNE1 amplification is synthetic lethal with PKMYT1 kinase inhibition [J]. Nature, 2022, 604 (7907): 749-56.

[78] GALON J, BRUNI D. Tumor Immunology and Tumor Evolution: Intertwined Histories [J]. Immunity, 2020, 52 (1): 55-81.

[79] GAO L, WANG Y, XU Z, et al. SZC017, a novel oleanolic acid derivative, induces apoptosis and autophagy in human breast cancer cells [J]. Apoptosis: An International Journal on Programmed Cell Death, 2015, 20 (12): 1636-

50.

[80] GARNER T P, LOPEZ A, REYNA D E, et al. Progress in targeting the BCL-2 family of proteins [J]. Current Opinion in chemical biology, 2017, 39: 133-42.

[81] GARNER T P, REYNA D E, PRIYADARSHI A, et al. An autoinhibited dimeric form of BAX regulates the BAX activation pathway [J]. Molecular cell, 2016, 63 (3): 485-97.

[82] GHANTOUS A, SINJAB A, HERCEG Z, et al. Parthenolide: from plant shoots to cancer roots [J]. Drug Discov Today, 2013, 18 (17-18): 894-905.

[83] GIGANT B, WANG C, RAVELLI R B, et al. Structural basis for the regulation of tubulin by vinblastine [J]. Nature, 2005, 435 (7041): 519-22.

[84] GIORGINI S, TRISCIUOGLIO D, GABELLINI C, et al. Modulation of bcl-xL in tumor cells regulates angiogenesis through CXCL8 expression [J]. Molecular cancer research, 2007, 5 (8): 761-71.

[85] GORRINI C, HARRIS I S, MAK T W. Modulation of oxidative stress as an anticancer strategy [J]. Nature reviews Drug discovery, 2013, 12 (12): 931-47.

[86] GROOTJANS J, KASER A, KAUFMAN R J, et al. The unfolded protein response in immunity and inflammation [J]. Nat Rev Immunol, 2016, 16 (8): 469.

[87] GUZMAN M L, ROSSI R M, KARNISCHKY L, et al. The sesquiterpene lactone parthenolide induces apoptosis of human acute myelogenous leukemia stem and progenitor cells [J]. Blood, 2005, 105 (11): 4163-9.

[88] HADJI A, SCHMITT G K, SCHNORENBERG M R, et al. Preferential targeting of MCL-1 by a hydrocarbon-stapled BIM BH3 peptide [J]. Oncotarget, 2019, 10 (58): 6219.

[89] HAMZELOO-MOGHADAM M, AGHAEI M, FALLAHIAN F, et al. Britannin, a sesquiterpene lactone, inhibits proliferation and induces apoptosis through the mitochondrial signaling pathway in human breast cancer cells [J]. Tumour Biology: the Journal of the International Society for Oncodevelopmental Biology & Medicine, 2015, 36 (2): 1191.

[90] HAN R, ROSTAMI-YAZDI M, GERDES S, et al. Triptolide in the treatment of psoriasis and other immune-mediated inflammatory diseases [J]. Br J Clin Pharmacol, 2012, 74 (3): 424-36.

[91] HANG W, YIN Z-X, LIU G, et al. Piperlongumine and p53-reactivator APR-246 selectively induce cell death in HNSCC by targeting GSTP1 [J]. Oncogene, 2018, 37 (25): 3384-98.

[92] HASANAIN M, BHATTACHARJEE A, PANDEY P, et al. α-Solanine induces ROS-mediated autophagy through activation of endoplasmic reticulum stress and inhibition of Akt/mTOR pathway [J]. Cell death & disease, 2015, 6 (8): e1860-e.

[93] HAYES J D, DINKOVA-KOSTOVA A T, TEW K D. Oxidative stress in cancer [J]. Cancer cell, 2020, 38 (2): 167-97.

[94] HE W, ZHANG A, QI L, et al. FOXO1, a potential therapeutic target, regulates autophagic flux, oxidative stress, mitochondrial dysfunction, and apoptosis in human cholangiocarcinoma QBC939 cells [J]. Cell Physiol Biochem, 2018, 45 (4): 1506-14.

[95] HETZ C. The unfolded protein response: controlling cell fate decisions under ER stress and beyond [J]. Nat Rev Mol Cell Biol, 2012, 13 (2): 89-102.

[96] HILLIARD T, MIKLOSSY G, CHOCK C, et al. 15α-methoxypuupehenol induces antitumor effects in vitro and in vivo against human glioblastoma and breast cancer models [J]. Mol Cancer Ther, 2017, 16 (4): 601-13.

[97] HOSOKAWA N, HARA T, KAIZUKA T, et al. Nutrient-dependent mTORC1 association with the ULK1-Atg13-FIP200 complex required for autophagy [J]. Molecular Biology of the Cell, 2009, 20 (7): 1981-91.

[98] HOU J, DENG Q, ZHOU J, et al. CSN6 controls the proliferation and metastasis of glioblastoma by CHIP-mediated degradation of EGFR [J]. Oncogene, 2017: 1134-44.

［99］ HUANG C，LU C K，TU M C，et al. Polyphenol-rich Avicennia marinaleaf extracts induce apoptosis in human breast and liver cancer cells and in a nude mouse xenograft model［J］. Oncotarget，2016，7（24）：35874-93.

［100］ HUANG K，CHEN Y，ZHANG R，et al. Honokiol induces apoptosis and autophagy via the ROS/ERK1/2 signaling pathway in human osteosarcoma cells in vitro and in vivo［J］. Cell Death Dis，2018，9（2）：1-17.

［101］ ICHIJO H，NISHIDA E，IRIE K，et al. Induction of apoptosis by ASK1, a mammalian MAPKKK that activates SAPK/JNK and p38 signaling pathways［J］. Science，1997，275（5296）：90-4.

［102］ IM S-A，LU Y-S，BARDIA A，et al. Overall survival with ribociclib plus endocrine therapy in breast cancer［J］. New England journal of medicine，2019，381（4）：307-16.

［103］ JANKE C. The tubulin code：molecular components，readout mechanisms，and functions［J］. Journal of Cell Biology，2014，206（4）：461-72.

［104］ JEONG J S，KIM S R，CHO S H，et al. Endoplasmic reticulum stress and allergic diseases［J］. Curr Allergy Asthma Rep，2017，17（12）：82.

［105］ JI W，LI J，LIN Y，et al. Report of 12 cases of ankylosing spondylitis patients treated with Tripterygium wilfordii［J］. Clin Rheumatol，2010，29（9）：1067-72.

［106］ JI Y-T，LIU Y-N，LIU Z-P. Tubulin colchicine binding site inhibitors as vascular disrupting agents in clinical developments［J］. Current medicinal chemistry，2015，22（11）：1348-60.

［107］ JORDAN M A，WILSON L. Microtubules as a target for anticancer drugs［J］. Nature reviews cancer，2004，4（4）：253-65.

［108］ JUNG C H，JUN C B，RO S-H，et al. ULK-Atg13-FIP200 complexes mediate mTOR signaling to the autophagy machinery［J］. Molecular Biology of the Cell，2009，20（7）：1992-2003.

［109］ KABEYA Y，MIZUSHIMA N，UENO T，et al. LC3，a mammalian homologue of yeast Apg8p，is localized in autophagosome membranes after processing［J］. The EMBO journal，2000，19（21）：5720-8.

［110］ KALUZA D，KROLL J，GESIERICH S，et al. Class IIb HDAC6 regulates endothelial cell migration and angiogenesis by deacetylation of cortactin［J］. Embo Journal，2011，30（20）：4142.

［111］ KANG M，LEE K-H，LEE H S，et al. Concurrent autophagy inhibition overcomes the resistance of epidermal growth factor receptor tyrosine kinase inhibitors in human bladder cancer cells［J］. International journal of molecular sciences，2017，18（2）：321.

［112］ KAVALLARIS M. Microtubules and resistance to tubulin-binding agents［J］. Nature Reviews Cancer，2010，10（3）：194-204.

［113］ KAWAGUCHI Y，KOVACS J J，MCLAURIN A，et al. The deacetylase HDAC6 regulates aggresome formation and cell viability in response to misfolded protein stress［J］. Cell，2003，115（6）：727-38.

［114］ KHAMIDULLINA A I，ABRAMENKO Y E，BRUTER A V，et al. Key Proteins of Replication Stress Response and Cell Cycle Control as Cancer Therapy Targets［J］. International Journal of Molecular Sciences，2024，25（2）：1263.

［115］ KHANAM R，AHMAD K，HEJAZI I I，et al. Inhibitory growth evaluation and apoptosis induction in MCF-7 cancer cells by new 5-aryl-2-butylthio-1，3，4-oxadiazole derivatives［J］. Cancer Chemotherapy and Pharmacology，2017，80（5）：1027-42.

［116］ KIM I，XU W，REED J C. Cell death and endoplasmic reticulum stress：disease relevance and therapeutic opportunities［J］. Nat Rev Drug Discov，2008，7（12）：1013-30.

［117］ KIM J，KUNDU M，VIOLLET B，et al. AMPK and mTOR regulate autophagy through direct phosphorylation of Ulk1［J］. Nat Cell Biol，2011，13（2）：132-41.

［118］ KIRTONIA A，SETHI G，GARG M. The multifaceted role of reactive oxygen species in tumorigenesis［J］. Cellular and Molecular Life Sciences，2020，77（22）：4459-83.

[119] KLIONSKY D J, ABDEL-AZIZ A K, ABDELFATAH S, et al. Guidelines for the use and interpretation of assays for monitoring autophagy [J]. autophagy, 2021, 17 (1): 1-382.

[120] KNIGHT D W. Feverfew: chemistry and biological activity [J]. Nat Prod Rep, 1995, 12 (3): 271-6.

[121] KOBAYASHI S, BOGGON T J, DAYARAM T, et al. EGFR mutation and resistance of non-small-cell lung cancer to gefitinib [J]. New England Journal of Medicine, 2005, 352 (8): 786-92.

[122] KOLLURI S K, ZHU X, ZHOU X, et al. A short Nur77-derived peptide converts Bcl-2 from a protector to a killer [J]. Cancer cell, 2008, 14 (4): 285-98.

[123] KOUROKU Y, FUJITA E, TANIDA I, et al. ER stress (PERK/eIF2 α phosphorylation) mediates the polyglutamine-induced LC3 conversion, an essential step for autophagy formation [J]. Cell Death Differ, 2007, 14 (2): 230-9.

[124] KRAYA A A, PIAO S, XU X, et al. Identification of secreted proteins that reflect autophagy dynamics within tumor cells [J]. Autophagy, 2015, 11 (1): 60-74.

[125] KREBS J, AGELLON L B, MICHALAK M. Ca^{2+} homeostasis and endoplasmic reticulum (ER) stress: An integrated view of calcium signaling [J]. Biochem Biophys Res Commun, 2015, 460 (1): 114-21.

[126] KUO H-H, KAKADIYA R, WU Y-C, et al. Derivatives of 6-cinnamamido-quinoline-4-carboxamide impair lysosome function and induce apoptosis [J]. Oncotarget, 2016, 7 (25): 38078.

[127] LAPENNA S, GIORDANO A. Cell cycle kinases as therapeutic targets for cancer [J]. Nature reviews Drug discovery, 2009, 8 (7): 547-66.

[128] LEE J Y, KOGA H, KAWAGUCHI Y, et al. HDAC6 controls autophagosome maturation essential for ubiquitin-selective quality-control autophagy [J]. The EMBO journal, 2010, 29 (5): 969-80.

[129] LEIJEN S, VAN GEEL R M, SONKE G S, et al. Phase II study of WEE1 inhibitor AZD1775 plus carboplatin in patients with TP53-mutated ovarian cancer refractory or resistant to first-line therapy within 3 months [J]. Journal of Clinical Oncology, 2016, 34 (36): 4354-61.

[130] LEVERSON J D, SAMPATH D, SOUERS A J, et al. Found in translation: how preclinical research is guiding the clinical development of the BCL2-selective inhibitor venetoclax [J]. Cancer discovery, 2017, 7 (12): 1376-93.

[131] LEVINE B, KROEMER G. Autophagy in the Pathogenesis of Disease [J]. Cell, 2008, 132 (1): 27-42.

[132] LEVINE B, KROEMER G. Biological functions of autophagy genes: a disease perspective [J]. Cell, 2019, 176 (1-2): 11-42.

[133] LEVINE B, SINHA S C, KROEMER G. Bcl-2 family members: dual regulators of apoptosis and autophagy [J]. Autophagy, 2008, 4 (5): 600-6.

[134] LEVY J M M, TOWERS C G, THORBURN A. Targeting autophagy in cancer [J]. Nat Rev Cancer, 2017, 17 (9): 528-42.

[135] LHEUREUX S, CRISTEA M C, BRUCE J P, et al. Adavosertib plus gemcitabine for platinum-resistant or platinum-refractory recurrent ovarian cancer: a double-blind, randomised, placebo-controlled, phase 2 trial [J]. The Lancet, 2021, 397 (10271): 281-92.

[136] LI L, JI Y, FAN J, et al. Demethylzeylasteral (T-96) inhibits triple-negative breast cancer invasion by blocking the canonical and non-canonical TGF-β signaling pathways [J]. Naunyn Schmiedebergs Arch Pharmacol, 2019, 392 (5): 593-603.

[137] LI P, NIJHAWAN D, BUDIHARDJO I, et al. Cytochrome c and dATP-dependent formation of Apaf-1/caspase-9 complex initiates an apoptotic protease cascade [J]. Cell, 1997, 91 (4): 479-89.

[138] LI Q, LU X, WANG C, et al. Antiproliferative and apoptosis-inducing activity of schisandrin B against human glioma cells [J]. Cancer Cell Int, 2015, 15 (1): 1-11.

[139] LI S-Q, YAN W, HE L-J, et al. One-pot synthesis of natural-product inspired spiroindolines with anti-cancer activi-

ties [J]. Organic Chemistry Frontiers, 2022, 9: 682-6.

[140] LI T, ZHANG C, HASSAN S, et al. Histone deacetylase 6 in cancer [J]. Journal of hematology & oncology, 2018, 11 (1): 1-10.

[141] LI Y, XU J, HE L-J, et al. Dieckmann Condensation of Ugi N-Acylamino Amide Product: Facile Access to Functionalized 2, 2-Disubstituted Indolin-3-ones [J]. The Journal of Organic Chemistry, 2021, 87 (1): 823-34.

[142] LIANG T, FANG H. Structure, functions and selective inhibitors of HDAC6 [J]. Current topics in medicinal chemistry, 2018, 18 (28): 2429-47.

[143] LIANG X H, JACKSON S, SEAMAN M, et al. Induction of autophagy and inhibition of tumorigenesis by beclin 1 [J]. Nature, 1999, 402 (6762): 672.

[144] LIAO C, ZHENG K, LI Y, et al. Gypenoside L inhibits autophagic flux and induces cell death in human esophageal cancer cells through endoplasm reticulum stress-mediated Ca^{2+} release [J]. Oncotarget, 2016, 7 (30): 47387.

[145] LINDEMANN A, PATEL A A, TANG L, et al. Combined inhibition of Rad51 and Wee1 enhances cell killing in HNSCC through induction of apoptosis associated with excessive DNA damage and replication stress [J]. Molecular cancer therapeutics, 2021, 20 (7): 1257-69.

[146] LIOU S F, HUA K T, HSU C Y, et al. Honokiol from Magnolia spp. induces G1 arrest via disruption of EGFR stability through repressing HDAC6 deacetylated Hsp90 function in lung cancer cells [J]. Journal of Functional Foods, 2015, 15: 84-96.

[147] LIU J-W, CAI M-X, XIN Y, et al. Parthenolide induces proliferation inhibition and apoptosis of pancreatic cancer cells in vitro [J]. J Exp Clin Canc Res, 2010, 29 (1): 108.

[148] LIU M-Q, CHEN Z, CHEN L-X. Endoplasmic reticulum stress: a novel mechanism and therapeutic target for cardiovascular diseases [J]. Acta Pharmacol Sin, 2016, 37 (4): 425-43.

[149] LIU X, KIM C N, YANG J, et al. Induction of apoptotic program in cell-free extracts: requirement for dATP and cytochrome c [J]. Cell, 1996, 86 (1): 147-57.

[150] LIU Y-L, TANG L-H, LIANG Z-Q, et al. Growth inhibitory and apoptosis inducing by effects of total flavonoids from Lysimachia clethroides Duby in human chronic myeloid leukemia K562 cells [J]. Journal of ethnopharmacology, 2010, 131 (1): 1-9.

[151] LONG J, DING Y-H, WANG P-P, et al. Protection-group-free semisyntheses of parthenolide and its cyclopropyl analogue [J]. J Org Chem, 2013, 78 (20): 10512-8.

[152] LOUIS D N, OHGAKI H, WIESTLER O D, et al. The 2007 WHO classification of tumours of the central nervous system [J]. Acta Neuropathol, 2007, 114 (2): 97-109.

[153] LU C, WANG W, JIA Y, et al. Inhibition of AMPK/autophagy potentiates parthenolide-induced apoptosis in human breast cancer cells [J]. J Cell Biochem, 2014, 115 (8): 1458-66.

[154] LUO D, ZHAO J, RONG J. Plant-derived triterpene celastrol ameliorates oxygen glucose deprivation-induced disruption of endothelial barrier assembly via inducing tight junction proteins [J]. Phytomedicine, 2016, 23 (13): 1621-8.

[155] LUO Y-R, ZHOU S-T, YANG L, et al. Porcine epidemic diarrhoea virus induces cell-cycle arrest through the DNA damage-signalling pathway [J]. J Vet Res, 2020, 64 (1): 25-32.

[156] LYLE K S, CORLETO J A, WITTMANN T. Microtubule dynamics regulation contributes to endothelial morphogenesis [J]. Bioarchitecture, 2012, 2 (6): 220-7.

[157] MAIURI M C, ZALCKVAR E, KIMCHI A, et al. Self-eating and self-killing: crosstalk between autophagy and apoptosis [J]. Nat Rev Mol Cell Biol, 2007, 8 (9): 741-52.

[158] MALUMBRES M. Cyclin-dependent kinases [J]. Genome biology, 2014, 15: 1-10.

[159] MANGAN A J, SIETSEMA D V, LI D, et al. Cingulin and actin mediate midbody-dependent apical lumen forma-

tion during polarization of epithelial cells [J]. Nature communications，2016，7（1）：1-15.

[160] MARTIGNANO F，ROSSI L，MAUGERI A，et al. Urinary RNA-based biomarkers for prostate cancer detection [J]. Clin Chim Acta，2017，473：96-105.

[161] MARTIN K，BARRETT J. Reactive oxygen species as double-edged swords in cellular processes：low-dose cell signaling versus high-dose toxicity [J]. Hum Exp Toxicol，2002，21（2）：71-5.

[162] MARTINON F. Targeting endoplasmic reticulum signaling pathways in cancer [J]. Acta Oncol，2012，51（7）：822-30.

[163] MEBRATU Y，TESFAIGZI Y. How ERK1/2 activation controls cell proliferation and cell death：Is subcellular localization the answer? [J]. Cell cycle，2009，8（8）：1168-75.

[164] MEITZLER J L，ANTONY S，WU Y，et al. NADPH oxidases：a perspective on reactive oxygen species production in tumor biology [J]. Antioxid Redox Sign，2014，20（17）：2873-89.

[165] MERINO D，KELLY G L，LESSENE G，et al. BH3-mimetic drugs：blazing the trail for new cancer medicines [J]. Cancer cell，2018，34（6）：879-91.

[166] MITCHISON T，KIRSCHNER M. Dynamic instability of microtubule growth [J]. nature，1984，312（5991）：237-42.

[167] MIZUSHIMA N. The pleiotropic role of autophagy：from protein metabolism to bactericide [J]. Cell Death and Differentiation，2005，12（S2）：1535.

[168] MIZUSHIMA N，NODA T，YOSHIMORI T，et al. A protein conjugation system essential for autophagy [J]. Nature，1998，395（6700）：395.

[169] MIZUSHIMA N，YOSHIMORI T，OHSUMI Y. The role of Atg proteins in autophagosome formation [J]. Annual review of cell and developmental biology，2011，27：107-32.

[170] MOENNER M，PLUQUET O，BOUCHECAREILH M，et al. Integrated endoplasmic reticulum stress responses in cancer [J]. Cancer Res，2007，67（22）：10631-4.

[171] MONTERO J，LETAI A. Why do BCL-2 inhibitors work and where should we use them in the clinic? [J]. Cell Death & Differentiation，2018，25（1）：56-64.

[172] MOON D-O，KIM M-O，CHOI Y H，et al. Butein induces G2/M phase arrest and apoptosis in human hepatoma cancer cells through ROS generation [J]. Cancer Lett，2010，288（2）：204-13.

[173] MOOSAVI M A，HAGHI A，RAHMATI M，et al. Phytochemicals as potent modulators of autophagy for cancer therapy [J]. Cancer Letters，2018，424：46-69.

[174] MUJUMDAR N，MACKENZIE T N，DUDEJA V，et al. Triptolide induces cell death in pancreatic cancer cells by apoptotic and autophagic pathways [J]. Gastroenterology，2010，139（2）：598-608.

[175] NASIM S，CROOKS P A. Antileukemic activity of aminoparthenolide analogs [J]. Bioorg Med Chem Lett，2008，18（14）：3870-3.

[176] NAYAK V L，NAGESH N，RAVIKUMAR A，et al. 2-aryl benzimidazole conjugate induced apoptosis in human breast cancer MCF-7 cells through caspase independent pathway [J]. Apoptosis，2017，22（1）：118-34.

[177] NEELAKANTAN S，NASIM S，GUZMAN M L，et al. Aminoparthenolides as novel anti-leukemic agents：Discovery of the NF-κB inhibitor，DMAPT（LC-1）[J]. Bioorg Med Chem Lett，2009，19（15）：4346-9.

[178] NGUYEN H，YANG J，KUNG H，et al. Targeting autophagy overcomes Enzalutamide resistance in castration-resistant prostate cancer cells and improves therapeutic response in a xenograft model [J]. Oncogene，2014，33（36）：4521-30.

[179] NIKOLETOPOULOU V，MARKAKI M，PALIKARAS K，et al. Crosstalk between apoptosis, necrosis and autophagy [J]. Biochimica et Biophysica Acta（BBA）-Molecular Cell Research，2013，1833（12）：3448-59.

[180] NIU H，STRECKER T E，GERBERICH J L，et al. Structure guided design，synthesis，and biological evaluation

of novel benzosuberene analogues as inhibitors of tubulin polymerization [J]. Journal of medicinal chemistry, 2019, 62 (11): 5594-615.

[181] O'LEARY B, FINN R S, TURNER N C. Treating cancer with selective CDK4/6 inhibitors [J]. Nature reviews Clinical oncology, 2016, 13 (7): 417-30.

[182] OLIVEIRA A R, BEYER G, CHUGH R, et al. Triptolide abrogates growth of colon cancer and induces cell cycle arrest by inhibiting transcriptional activation of E2F [J]. Lab Invest, 2015, 95 (6): 648-59.

[183] O'NEILL K L, HUANG K, ZHANG J, et al. Inactivation of prosurvival Bcl-2 proteins activates Bax/Bak through the outer mitochondrial membrane [J]. Genes & development, 2016, 30 (8): 973-88.

[184] OSTROM Q T, GITTLEMAN H, XU J, et al. CBTRUS statistical report: primary brain and other central nervous system tumors diagnosed in the United States in 2009-2013 [J]. Neuro-oncology, 2016, 18 (suppl_5): v1-v75.

[185] OTTO T, SICINSKI P. Cell cycle proteins as promising targets in cancer therapy [J]. Nature Reviews Cancer, 2017, 17 (2): 93-115.

[186] PANDEY K, KATUWAL N B, PARK N, et al. Combination of abemaciclib following Eribulin overcomes palbociclib-resistant breast cancer by inhibiting the G2/M cell cycle phase [J]. Cancers, 2022, 14 (1): 210.

[187] PAZ H, PATHAK N, YANG J. Invading one step at a time: the role of invadopodia in tumor metastasis [J]. Oncogene, 2014, 33 (33): 4193-202.

[188] PELICANO H, FENG L, ZHOU Y, et al. Inhibition of mitochondrial respiration: a novel strategy to enhance drug-induced apoptosis in human leukemia cells by a reactive oxygen species-mediated mechanism [J]. Journal of Biological Chemistry, 2003, 278 (39): 37832-9.

[189] PERLMUTTER D H. Misfolded proteins in the endoplasmic reticulum [J]. Lab Invest, 1999, 79 (6): 623-38.

[190] PERRY J, SHIN D, GETZOFF E, et al. The structural biochemistry of the superoxide dismutases [J]. BBA-Proteins Proteom, 2010, 1804 (2): 245-62.

[191] POILLET-PEREZ L, WHITE E. Role of tumor and host autophagy in cancer metabolism [J]. Genes & development, 2019, 33 (11-12): 610-9.

[192] PROTA A E, BARGSTEN K, ZURWERRA D, et al. Molecular mechanism of action of microtubule-stabilizing anticancer agents [J]. Science, 2013, 339 (6119): 587-90.

[193] QADIR M A, KWOK B, DRAGOWSKA W H, et al. Macroautophagy inhibition sensitizes tamoxifen-resistant breast cancer cells and enhances mitochondrial depolarization [J]. Breast cancer research and treatment, 2008, 112: 389-403.

[194] QIN J-Z, ZIFFRA J, STENNETT L, et al. Proteasome inhibitors trigger NOXA-mediated apoptosis in melanoma and myeloma cells [J]. Cancer research, 2005, 65 (14): 6282-93.

[195] RAN J, YANG Y, LI D, et al. Deacetylation of α-tubulin and cortactin is required for HDAC6 to trigger ciliary disassembly [J]. Scientific Reports, 2015, 5: 12917.

[196] RAVELLI R B, GIGANT B, CURMI P A, et al. Insight into tubulin regulation from a complex with colchicine and a stathmin-like domain [J]. Nature, 2004, 428 (6979): 198-202.

[197] REN D, VILLENEUVE N F, JIANG T, et al. Brusatol enhances the efficacy of chemotherapy by inhibiting the Nrf2-mediated defense mechanism [J]. P Natl Acad Sci USA, 2011, 108 (4): 1433-8.

[198] RISINGER A L, GILES F J, MOOBERRY S L. Microtubule dynamics as a target in oncology [J]. Cancer treatment reviews, 2009, 35 (3): 255-61.

[199] ROBIN A, KRISHNA KUMAR K, WESTPHAL D, et al. Crystal structure of Bax bound to the BH3 peptide of Bim identifies important contacts for interaction [J]. Cell death & disease, 2015, 6 (7): e1809-e.

[200] RODRIGUEZ-ROCHA H, GARCIA-GARCIA A, PANAYIOTIDIS M I, et al. DNA damage and autophagy [J].

Mut Res-Fund Mol M，2011，711（1-2）：158-66.

[201] ROSSAERT E，VAN DEN BOSCH L. HDAC6 inhibitors：Translating genetic and molecular insights into a therapy for axonal CMT [J]. Brain research，2020，1733：146692.

[202] RUIZ A，MATUTE C，ALBERDI E. Intracellular Ca^{2+} release through ryanodine receptors contributes to AMPA receptor-mediated mitochondrial dysfunction and ER stress in oligodendrocytes [J]. Cell Death Dis，2010，1（7）：e54-e.

[203] SALCHER S，HERMANN M，KIECHL-KOHLENDORFER U，et al. C10ORF10/DEPP-mediated ROS accumulation is a critical modulator of FOXO3-induced autophagy [J]. Molecular cancer，2017，16（1）：1-17.

[204] SCHERZ-SHOUVAL R，ELAZAR Z. Regulation of autophagy by ROS：physiology and pathology [J]. Trends in biochemical sciences，2011，36（1）：30-8.

[205] SCHIEBER M，CHANDEL N S. ROS function in redox signaling and oxidative stress [J]. Current biology，2014，24（10）：R453-R62.

[206] SCHNORENBERG M R，BELLAIRS J A，SAMAEEKIA R，et al. Activating the intrinsic pathway of apoptosis using BIM BH3 peptides delivered by peptide amphiphiles with endosomal release [J]. Materials，2019，12（16）：2567.

[207] SCHUMACKER P T. Reactive oxygen species in cancer：a dance with the devil [J]. Cancer Cell，2015，27（2）：156-7.

[208] SCHVARTZMAN J-M，SOTILLO R，BENEZRA R. Mitotic chromosomal instability and cancer：mouse modelling of the human disease [J]. Nature Reviews Cancer，2010，10（2）：102-15.

[209] SHEN H-M，LIU Z-G. JNK signaling pathway is a key modulator in cell death mediated by reactive oxygen and nitrogen species [J]. Free Radical Biology and Medicine，2006，40（6）：928-39.

[210] SHEN M，WANG L，WANG B，et al. Activation of volume-sensitive outwardly rectifying chloride channel by ROS contributes to ER stress and cardiac contractile dysfunction：involvement of CHOP through Wnt [J]. Cell death & disease，2014，5（11）：e1528-e.

[211] SHINTANI T，MIZUSHIMA N，OGAWA Y，et al. Apg10p, a novel protein-conjugating enzyme essential for autophagy in yeast [J]. The EMBO journal，1999，18（19）：5234-41.

[212] SHORE G C，PAPA F R，OAKES S A. Signaling cell death from the endoplasmic reticulum stress response [J]. Curr Opin Cell Biol，2011，23（2）：143-9.

[213] SHUAI W，WANG G，ZHANG Y，et al. Recent progress on tubulin inhibitors with dual targeting capabilities for cancer therapy [J]. Journal of Medicinal Chemistry，2021，64（12）：7963-90.

[214] SIEGEL R L，MILLER K D，GODING SAUER A，et al. Colorectal cancer statistics, 2020 [J]. CA：a cancer journal for clinicians，2020，70（3）：145-64.

[215] SIES H. Oxidative stress：oxidants and antioxidants [J]. Exp Physiol，1997，82（2）：291-5.

[216] SIES H，JONES D P. Reactive oxygen species (ROS) as pleiotropic physiological signalling agents [J]. Nature reviews Molecular cell biology，2020，21（7）：363-83.

[217] SIYUAN，ZHANG，AND，et al. Critical roles of intracellular thiols and calcium in parthenolide-induced apoptosis in human colorectal cancer cells [J]. Cancer Lett，2004，208：143-53.

[218] SRIDHARAN S，JAIN K，BASU A. Regulation of autophagy by kinases [J]. Cancers，2011，3（2）：2630-54.

[219] SRINIVAS U S，TAN B W，VELLAYAPPAN B A，et al. ROS and the DNA damage response in cancer [J]. Redox Biol，2019，25：101084.

[220] STEINMETZ M O，PROTA A E. Microtubule-targeting agents：strategies to hijack the cytoskeleton [J]. Trends in cell biology，2018，28（10）：776-92.

[221] STEUER E，WORDEMAN L，SCHROER T，et al. Localization of cytoplasmic dynein to mitotic spindles and kine-

tochores [J]. Nature, 1990, 345 (6272): 266-8.

[222] STUPP R, MASON W P, VAN DEN BENT M J, et al. Radiotherapy plus concomitant and adjuvant temozolomide for glioblastoma [J]. New Engl J Med, 2005, 352 (10): 987-96.

[223] SUN J, ZHANG C, BAO Y-L, et al. Parthenolide-induced apoptosis, autophagy and suppression of proliferation in HepG2 cells [J]. Asian Pac J Cancer Prev, 2014, 15 (12): 4897-902.

[224] SUN Y, CLAIR D K S, XU Y, et al. A NADPH oxidase-dependent redox signaling pathway mediates the selective radiosensitization effect of parthenolide in prostate cancer cells [J]. Cancer Res, 2010, 70 (7): 2880-90.

[225] SUNG H, FERLAY J, SIEGEL R L, et al. Global cancer statistics 2020: GLOBOCAN estimates of incidence and mortality worldwide for 36 cancers in 185 countries [J]. CA: a cancer journal for clinicians, 2021, 71 (3): 209-49.

[226] SUZUKI K, KUBOTA Y, SEKITO T, et al. Hierarchy of Atg proteins in pre-autophagosomal structure organization [J]. Genes to Cells, 2007, 12 (2): 209-18.

[227] TABAS I, RON D. Integrating the mechanisms of apoptosis induced by endoplasmic reticulum stress [J]. Nature cell biology, 2011, 13 (3): 184-90.

[228] TABAS I, RON D. Integrating the mechanisms of apoptosis induced by endoplasmic reticulum stress [J]. Nat Cell Biol, 2011, 13 (3): 184-90.

[229] TANIDA I, MIZUSHIMA N, KIYOOKA M, et al. Apg7p/Cvt2p: A novel protein-activating enzyme essential for autophagy [J]. Molecular Biology of the Cell, 1999, 10 (5): 1367-79.

[230] TANIDA I, TANIDA-MIYAKE E, KOMATSU M, et al. Human Apg3p/Aut1p homologue is an authentic E2 enzyme for multiple substrates, GATE-16, GABARAP, and MAP-LC3, and facilitates the conjugation of hApg12p to hApg5p [J]. Journal of Biological Chemistry, 2002, 277 (16): 13739-44.

[231] TAO X, FAN F, HOFFMANN V, et al. Effective therapy for nephritis in (NZB×NZW) F1 mice with triptolide and tripdiolide, the principal active components of the Chinese herbal remedy Tripterygium wilfordii Hook F [J]. Arthritis Rheum, 2008, 58 (6): 1774-83.

[232] TAO X, YOUNGER J, FAN F Z, et al. Benefit of an extract of Tripterygium Wilfordii Hook F in patients with rheumatoid arthritis: A double-blind, placebo-controlled study [J]. Arthritis Rheum, 2002, 46 (7): 1735-43.

[233] TASDOGAN A, KUMAR S, ALLIES G, et al. DNA damage-induced HSPC malfunction depends on ROS accumulation downstream of IFN-1 signaling and bid mobilization [J]. Cell Stem Cell, 2016, 19 (6): 752-67.

[234] TIMMINS G S. Deuterated drugs: where are we now? [J]. Expert Opin Ther Pat, 2014, 24 (10): 1067-75.

[235] TOLEDO C M, DING Y, HOELLERBAUER P, et al. Genome-wide CRISPR-Cas9 screens reveal loss of redundancy between PKMYT1 and WEE1 in glioblastoma stem-like cells [J]. Cell reports, 2015, 13 (11): 2425-39.

[236] TOWERS C G, THORBURN A. Therapeutic targeting of autophagy [J]. Ebiomedicine, 2016, 14: 15-23.

[237] TRACHOOTHAM D, ALEXANDRE J, HUANG P. Targeting cancer cells by ROS-mediated mechanisms: a radical therapeutic approach? [J]. Nature reviews Drug discovery, 2009, 8 (7): 579-91.

[238] VALERIO M, EMBERTON M, EGGENER S E, et al. The challenging landscape of medical device approval in localized prostate cancer [J]. Nat Rev Urol, 2016, 13 (2): 91.

[239] VILA-JULIá G, GRANADINO-ROLDáN J M, PEREZ J J, et al. Molecular determinants for the activation/inhibition of Bak protein by BH3 peptides [J]. Journal of chemical information and modeling, 2020, 60 (3): 1632-43.

[240] VILLAR V H, MERHI F, DJAVAHERI-MERGNY M, et al. Glutaminolysis and autophagy in cancer [J]. Autophagy, 2015, 11 (8): 1198-208.

[241] VOGL D T, STADTMAUER E A, TAN K-S, et al. Combined autophagy and proteasome inhibition: a phase 1 trial of hydroxychloroquine and bortezomib in patients with relapsed/refractory myeloma [J]. Autophagy, 2014, 10 (8): 1380-90.

[242] WANG B, WU Z-S, WU Q. CMIP promotes proliferation and metastasis in human glioma [J]. Biomed Res Int, 2017, 2017.

[243] WANG F, TIAN X, ZHANG Z, et al. Demethylzeylasteral (ZST 93) inhibits cell growth and enhances cell chemosensitivity to gemcitabine in human pancreatic cancer cells via apoptotic and autophagic pathways [J]. Int J Cancer, 2018, 142 (9): 1938-51.

[244] WANG J, WU G S. Role of autophagy in cisplatin resistance in ovarian cancer cells [J]. Journal of Biological Chemistry, 2014, 289 (24): 17163-73.

[245] WANG Q, MORA-JENSEN H, WENIGER M A, et al. ERAD inhibitors integrate ER stress with an epigenetic mechanism to activate BH3-only protein NOXA in cancer cells [J]. Proceedings of the National Academy of Sciences, 2009, 106 (7): 2200-5.

[246] WANG T H, WANG H S, SOONG Y K. Paclitaxel-induced cell death: where the cell cycle and apoptosis come together [J]. Cancer: Interdisciplinary International Journal of the American Cancer Society, 2000, 88 (11): 2619-28.

[247] WANG W, KANG H, ZHAO Y, et al. Targeting autophagy sensitizes BRAF-mutant thyroid cancer to vemurafenib [J]. The Journal of Clinical Endocrinology & Metabolism, 2017, 102 (2): 634-43.

[248] WANG W-A, GROENENDYK J, MICHALAK M. Endoplasmic reticulum stress associated responses in cancer [J]. Biochim Biophys Acta, 2014, 1843 (10): 2143-9.

[249] WANI M, TAYLOR H, WALL M, et al. The isolation and structure of taxol, a novel antileukemic and antitumor agent from Taxus brevifolia [J]. J Am Chem Soc, 1971, 93 (9): 2325-7.

[250] WEI Y, SINHA S C, LEVINE B. Dual role of JNK1-mediated phosphorylation of Bcl-2 in autophagy and apoptosis regulation [J]. Autophagy, 2008, 4 (7): 949-51.

[251] WEN P Y, KESARI S. Malignant gliomas in adults [J]. New Engl J Med, 2008, 359 (5): 492-507.

[252] WEN Z-P, ZENG W-J, CHEN Y-H, et al. Knockdown ATG4C inhibits gliomas progression and promotes temozolomide chemosensitivity by suppressing autophagic flux [J]. J Exp Clin Cancer Res, 2019, 38 (1): 298.

[253] WOOD K W, SAKOWICZ R, GOLDSTEIN L S, et al. CENP-E is a plus end-directed kinetochore motor required for metaphase chromosome alignment [J]. Cell, 1997, 91 (3): 357-66.

[254] WU C-J, WU J-Q, HU Y, et al. Design, synthesis and biological evaluation of indole-based [1, 2, 4] triazolo [4, 3-a] pyridine derivatives as novel microtubule polymerization inhibitors [J]. European Journal of Medicinal Chemistry, 2021, 223: 113629.

[255] WU D, SI W, WANG M, et al. Hydrogen sulfide in cancer: friend or foe? [J]. Nitric oxide, 2015, 50: 38-45.

[256] WU M, ZHANG P. EGFR-mediated autophagy in tumourigenesis and therapeutic resistance [J]. Cancer letters, 2020, 469: 207-16.

[257] XIA H, GREEN D R, ZOU W. Autophagy in tumour immunity and therapy [J]. Nature Reviews Cancer, 2021, 21 (5): 281-97.

[258] XIANG M, SU H, SHU G, et al. Amplexicaule A exerts anti-tumor effects by inducing apoptosis in human breast cancer [J]. Oncotarget, 2016, 7 (14): 18521-30.

[259] XIE C-M, LIU X-Y, SHAM K W, et al. Silencing of EEF2K (eukaryotic elongation factor-2 kinase) reveals AMPK-ULK1-dependent autophagy in colon cancer cells [J]. Autophagy, 2014, 10 (9): 1495-508.

[260] XIE Z, JANCZYK P, ZHANG Y, et al. A cytoskeleton regulator AVIL drives tumorigenesis in glioblastoma [J]. Nature communications, 2020, 11 (1): 1-15.

[261] XU H D, QIN Z H. Beclin 1, Bcl-2 and Autophagy [J]. Adv Exp Med Biol, 2019, 1206: 109-26.

[262] XU L, LIU J-H, ZHANG J, et al. Blockade of autophagy aggravates endoplasmic reticulum stress and improves Paclitaxel cytotoxicity in human cervical cancer cells [J]. Cancer Res Treat, 2015, 47 (2): 313.

[263] XU W，LIN Z，YANG C，et al. Immunosuppressive effects of demethylzeylasteral in a rat kidney transplantation model [J]. Int Immunopharmacol，2009，9 (7-8)：996-1001.

[264] XUAN Z，WANG H，ZHANG X，et al. PKMYT1 aggravates the progression of ovarian cancer by targeting SIRT3 [J]. Eur Rev Med Pharmacol Sci，2020，24 (10)：5259-66.

[265] YADAV R K，CHAE S-W，KIM H-R，et al. Endoplasmic reticulum stress and cancer [J]. J Cancer Prev，2014，19 (2)：75.

[266] YAN Y，FLINN R J，WU H，et al. hVps15, but not Ca^{2+}/CaM, is required for the activity and regulation of hVps34 in mammalian cells [J]. Biochemical Journal，2009，417 (3)：747-55.

[267] YANG C，WU C，XU D，et al. AstragalosideⅡ inhibits autophagic flux and enhance chemosensitivity of cisplatin in human cancer cells [J]. Biomed Pharmacother，2016，81：166-75.

[268] YANG D，HE L，MA S，et al. Pharmacological Targeting of Bcl-2 Induces Caspase 3-Mediated Cleavage of HDAC6 and regulates the autophagy process in colorectal cancer [J]. International Journal of Molecular Sciences，2023，24 (7)：6662.

[269] YANG D-L，LI Y，MA S-Q，et al. Compound 275# Induces Mitochondria-Mediated Apoptosis and Autophagy Initiation in Colorectal Cancer Cells through an Accumulation of Intracellular ROS [J]. Molecules，2023，28 (7)：3211.

[270] YANG D-L，QIN H-X，ZHANG N-N，et al. Pyrrolyldihydropyrazino [1，2-a] indoletrione Analogue Microtubule Inhibitor Induces Cell-Cycle Arrest and Apoptosis in Colorectal Cancer Cells [J]. Molecules，2023，28 (4)：1948.

[271] YANG D-L，ZHANG Y-J，HE L-J，et al. Demethylzeylasteral (T-96) initiates extrinsic apoptosis against prostate cancer cells by inducing ROS-mediated ER stress and suppressing autophagic flux [J]. Biological Research，2021，54：1-14.

[272] YANG D-L，ZHANG Y-J，LEI J，et al. Discovery of fused benzimidazole-imidazole autophagic flux inhibitors for treatment of triple-negative breast cancer [J]. European Journal of Medicinal Chemistry，2022，240：114565.

[273] YANG J，LIU X，BHALLA K，et al. Prevention of apoptosis by Bcl-2：release of cytochrome c from mitochondria blocked [J]. Science，1997，275 (5303)：1129-32.

[274] YANG J，YU Y，LI Y，et al. Cevipabulin-tubulin complex reveals a novel agent binding site on α-tubulin with tubulin degradation effect [J]. Science Advances，2021，7 (21)：eabg4168.

[275] YANG Y，ZHANG Y，WANG L，et al. Levistolide A induces apoptosis via ROS-mediated ER stress pathway in colon cancer cells [J]. Cellular Physiology and Biochemistry，2017，42 (3)：929-38.

[276] YANG Z，KLIONSKY D J. Mammalian autophagy：core molecular machinery and signaling regulation [J]. Current opinion in cell biology，2010，22 (2)：124-31.

[277] YANG Z，KUANG B，KANG N，et al. Synthesis and anti-acute myeloid leukemia activity of C-14 modified parthenolide derivatives [J]. Eur J Med Chem，2017，127：296-304.

[278] YAP T A，SMITH A D，FERRALDESCHI R，et al. Drug discovery in advanced prostate cancer：translating biology into therapy [J]. Nat Rev Drug Discov，2016，15 (10)：699.

[279] YARED J A，TKACZUK K H. Update on taxane development：new analogs and new formulations [J]. Drug design，development and therapy，2012：371-84.

[280] YE D-X，WANG S-S，HUANG Y，et al. USP43 directly regulates ZEB1 protein，mediating proliferation and metastasis of colorectal cancer [J]. Journal of Cancer，2021，12 (2)：404-16.

[281] YORIMITSU T，NAIR U，YANG Z，et al. Endoplasmic reticulum stress triggers autophagy [J]. J Biol Chem，2006，281 (40)：30299-304.

[282] YOULE R J，STRASSER A. The BCL-2 protein family：opposing activities that mediate cell death [J]. Nature reviews Molecular cell biology，2008，9 (1)：47-59.

[283] YU H-J, JUNG J-Y, JEONG J H, et al. Induction of apoptosis by parthenolide in human oral cancer cell lines and tumor xenografts [J]. Oral Oncol, 2015, 51 (6): 602-9.

[284] YU I S, CHEUNG W Y. Metastatic colorectal cancer in the era of personalized medicine: a more tailored approach to systemic therapy [J]. Canadian Journal of Gastroenterology and Hepatology, 2018.

[285] ZHANG K, FU G, PAN G, et al. Demethylzeylasteral inhibits glioma growth by regulating the miR-30e-5p/MY-BL2 axis [J]. Cell Death Dis, 2018, 9 (10): 1-14.

[286] ZHANG Q, LU Y, DING Y, et al. Guaianolide sesquiterpene lactones, a source to discover agents that selectively inhibit acute myelogenous leukemia stem and progenitor cells [J]. J Med Chem, 2012, 55 (20): 8757-69.

[287] ZHANG S-F, WANG X-Y, FU Z-Q, et al. TXNDC17 promotes paclitaxel resistance via inducing autophagy in ovarian cancer [J]. Autophagy, 2015, 11 (2): 225-38.

[288] ZHANG X, KUMSTEL S, JIANG K, et al. LW6 enhances chemosensivity to gemcitabine and inhibits autophagic flux in pancreatic cancer [J]. J Adv Res, 2019, 20: 9-21.

[289] ZHANG Y J, YANG D L, QIN H X, et al. DMAPT-D6 induces death-receptor-mediated apoptosis to inhibit glioblastoma cell oncogenesis via induction of DNA damage through accumulation of intracellular ROS [J]. Oncology Reports, 2021, 45 (3): 1261-72.

[290] ZHANG Y-J, XU Z-G, LI S-Q, et al. Benzimidazoisoquinoline derivatives inhibit glioblastoma cell proliferation through down-regulating Raf/MEK/ERK and PI3K/AKT pathways [J]. Cancer Cell Int, 2018, 18 (1): 1-12.

[291] ZHAO X, GAO S, REN H, et al. Inhibition of autophagy strengthens celastrol-induced apoptosis in human pancreatic cancer in vitro and in vivo models [J]. Curr Mol Med, 2014, 14 (4): 555-63.

[292] ZHAO Y, HE J, LI J, et al. Demethylzeylasteral inhibits cell proliferation and induces apoptosis through suppressing MCL1 in melanoma cells [J]. Cell Death Dis, 2017, 8 (10): e3133-e.

[293] ZHAO Y, LI X, MA K, et al. The axis of MAPK1/3-XBP1u-FOXO1 controls autophagic dynamics in cancer cells [J]. Autophagy, 2013, 9 (5): 794-6.

[294] ZHAO Y, ZHOU Y, WANG M. Brosimone I, an isoprenoid-substituted flavonoid, induces cell cycle G 1 phase arrest and apoptosis through ROS-dependent endoplasmic reticulum stress in HCT116 human colon cancer cells [J]. Food & function, 2019, 10 (5): 2729-38.

[295] ZHOU Z-H, ZHAO T-C, LIANG S-Y, et al. A therapeutic approach with combination of interferon-gamma and autophagy inhibitor for oral squamous cell carcinoma [J]. American Journal of Cancer Research, 2021, 11 (4): 1503.

[296] ZHU L-Q, ZHANG L, ZHANG J, et al. Evodiamine inhibits high-fat diet-induced colitis-associated cancer in mice through regulating the gut microbiota [J]. Journal of Integrative Medicine, 2021, 19 (1): 56-65.

[297] 吕童歆, 巩双铭, 李磊. 细胞周期蛋白依赖性激酶及其在肿瘤治疗中的意义 [J]. 生物学教学, 2023, 48 (3): 5.

[298] 孙可欣, 郑荣寿, 张思维, 等. 2015 年中国分地区恶性肿瘤发病和死亡分析 [J]. 中国肿瘤, 2019, (1): 1-3.

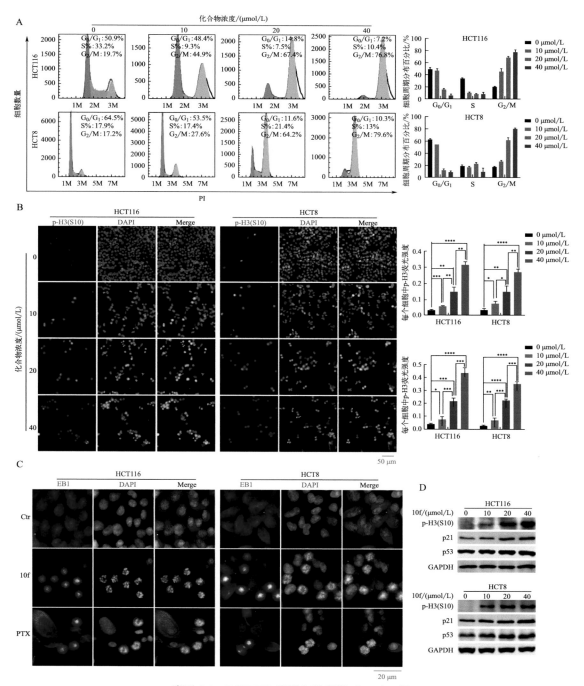

彩图 2-8　DHPITO 阻滞细胞周期于 G_2/M 期

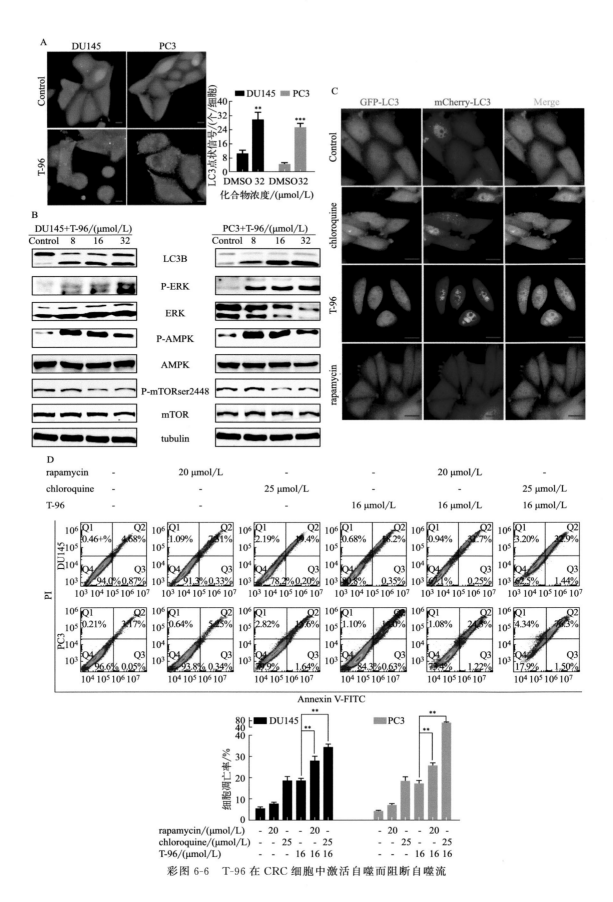

彩图 6-6　T-96 在 CRC 细胞中激活自噬而阻断自噬流